全身 PET/CT 临床应用探索

Total-Body PET/CT: Its Prospective Clinical Applications

石洪成　刘国兵　张一秋

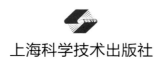

上海科学技术出版社

图书在版编目（CIP）数据

全身PET/CT临床应用探索 / 石洪成，刘国兵，张一
秋主编. -- 上海 : 上海科学技术出版社，2023.5
　ISBN 978-7-5478-6122-6

　Ⅰ．①全… Ⅱ．①石… ②刘… ③张… Ⅲ．①计算机
X线扫描体层摄影－影像诊断 Ⅳ．①R814.42

　　中国国家版本馆CIP数据核字（2023）第047991号

全身 PET/CT 临床应用探索

石洪成　刘国兵　张一秋　主编

上海世纪出版(集团)有限公司
上 海 科 学 技 术 出 版 社 出版、发行
(上海市闵行区号景路 159 弄 A 座 9F－10F)
邮政编码 201101　www.sstp.cn
山东韵杰文化科技有限公司印刷
开本 787×1092　1/16　印张 8
字数：160 千字
2023 年 5 月第 1 版　2023 年 5 月第 1 次印刷
ISBN 978－7－5478－6122－6/R·2732
定价：128.00 元

谨以此书献给

复旦大学附属中山医院核医学科

建科六十五周年

Synopsis　内容提要

　　复旦大学附属中山医院核医学科团队对全球首台具有 194 cm 轴向视野的全身 PET/CT 进行了 3 年余系统的临床应用探索性研究,并发表了 30 余篇学术论文。本书以这些研究为基础,归纳总结出的"中山"经验进行分享。

　　全书共十章,各章既自成一体,又彼此关联。在概述全身 PET/CT 所具有的物理特性和潜在的临床优势应用领域的基础上,介绍了编者团队进行的系列临床应用研究,这些研究能将全身 PET/CT 的潜在优势转化为解决临床问题的有效方法和手段。第一,基于对全身 PET/CT 与常规数字 PET/CT 进行对比研究的结果,介绍了快速扫描的可行性及其诊断效能;第二,阐述了全身动态采集在药代动力学研究方面的独特价值和潜在优势,以及在动态采集图像基础上获得的参数、时间放射性曲线在肿瘤诊断中的增益价值;第三,介绍了半剂量和十分之一剂量全身 PET/CT 扫描的可行性和优化的成像参数;第四,介绍了门控技术、超低剂量 CT 等目前尚在探索和完善中的新技术;最后,介绍了《^{18}F - FDG 全身 PET/CT 肿瘤显像专家共识》的细节,以及多种应用场景下全身 PET/CT 检查工作流程的初步经验总结。

　　本书系统地介绍了全身 PET/CT 的临床应用价值、解决临床问题的方法,以及临床应用探索过程中的科研方法,为核医学科、影像科医生及相关领域工作人员的日常工作和科研提供参考。

编 者 名 单

―――― **主 编** ――――

石洪成　刘国兵　张一秋

―――― **副主编** ――――

余浩军　谭　辉　呼　岩　胡鹏程

―――― **编 者** ――――

（按姓氏汉语拼音排序）

蔡丹杰　陈曙光　陈雪琪　迪丽比热·阿迪力
高华萍　顾宇参　何依波　呼　岩　胡鹏程
林　禹　刘国兵　吕　靖　漆　赤　石洪成
隋秀莉　谭　辉　吴　哈　肖　杰　杨润君
余浩军　张一秋　郑　哲

主编简介

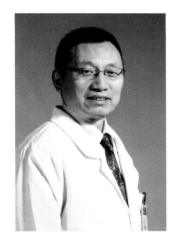

石洪成 博士,主任医师,教授,博士生导师
复旦大学附属中山医院核医学科主任
复旦大学核医学研究所所长
美国核医学研究院荣誉 FELLOW
中华医学会核医学分会候任主任委员
上海市医学会核医学分会主任委员
《中华核医学与分子影像杂志》副总编

承担国家自然科学基金、科技部重大专项等科研项目多项。以第一或通信作者发表论文 230 余篇,其中 SCI 收录论文 129 篇。主编《PET/CT 影像循证解析与操作规范》《SPECT/诊断 CT 操作规范与临床应用》和《心脏核医学》三部专著。担任九部人民卫生出版社规划教材主编、副主编。主译《人类行为的脑影像学 SPECT 图谱》。

曾荣获上海市政府质量金奖(个人)(2021 年)、上海市医务工匠(2020 年)、上海市十佳医生(2018 年)、国之名医·优秀风范(2018 年)和美国核医学与分子影像学会主席卓越贡献奖(2020 年)等多项荣誉和奖项。

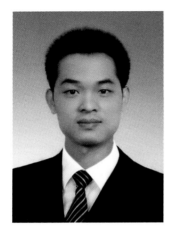

刘国兵　医学博士，复旦大学附属中山医院核医学科主治医师。中国医学影像技术研究会核医学分会青年委员，上海市医学会第十一届理事会核医学与分子影像专业委员会影像学组委员。

主持国家自然科学青年基金 1 项、上海市"医苑新星"青年医学人才培养资助计划项目 1 项、复旦大学附属中山医院优秀青年人才计划项目 1 项，以重要参与人身份参与国家科技部重点研发计划子课题、国家工信部攻关项目子课题及国家自然科学基金面上项目等多项研究。

从事核医学诊疗工作及核医学分子影像研究。以第一或通讯作者发表论文 35 篇，其中 SCI 论文 26 篇，中国科学院一区影响因子大于 10 分论文 4 篇。作为副主编出版中文专著 1 部，参编英文专著 1 部。申请发明专利 4 项，2020 年获复旦大学附属中山医院新技术推广运用二等奖、第四届东方核医学与分子影像学术大会核医学优秀青年论文竞赛三等奖，2021 年获上海市优秀发明选拔赛优秀发明金奖、2021 年度中山医院新技术推广运用一等奖。荣获"复旦大学优秀团干""中山医院优秀住院医师""中山医院优秀专科医师""中山医院优秀员工"等荣誉。

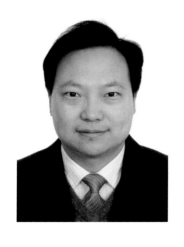

张一秋，医学博士，复旦大学附属中山医院核医学科副主任医师，硕士生导师。中国医院协会医学影像中心分会委员，上海市医学会核医学分会委员，上海市核学会核医学与分子影像专业委员会委员，上海市核学会实验核医学与核药学专业委员会委员。

参与多项国家自然科学基金科研项目，作为负责人完成上海市卫生健康委员会面上项目和复旦大学附属中山医院院级基金项目各 1 项，在研上海市科学技术委员会技术标准项目和复旦大学附属中山医院临床研究专项各 1 项。以第一、共同第一或通讯、共同通讯作者发表论文 56 篇，其中 SCI 收录论文 39 篇。担任《SPECT/诊断 CT 操作规范与临床应用》和《PET/CT 影像循证解析与操作规范》副主编，参与多部核医学教材及专著编写。2019 年入选上海市"医苑新星"青年医学人才培养资助计划；以第二完成人获 2021 年上海医学科技奖三等奖，参与发明专利 6 项并获多项上海市优秀发明选拔赛优秀发明奖，荣获复旦大学附属中山医院优秀教学秘书、《复旦学报（医学版）》优秀审稿专家等荣誉。

2019 年 4 月,上海联影医疗科技股份有限公司的创新产品——全球首台具有 194 cm 轴向视野的全身 PET/CT 落户复旦大学附属中山医院。石洪成教授带领核医学科团队,依托中山医院较强的综合实力,以解决医疗工作中的难点问题和关键问题为切入点,经过充分的调研论证和缜密的研究设计,开展了一系列由表及里、循序渐进的临床应用探索研究。首先是基于模型的实验研究,通过与常规数字 PET/CT 进行对比分析,验证了全身 PET/CT 的卓越性能。在此基础上,通过临床试验证实了全身 PET/CT 最快能在 30 s 内完成检查,以及 2 min 成像获得高质量诊断结果的可行性和诊断效能。通过全身 PET/CT 动态采集,首次以可视化的动态影像展示了放射性示踪剂[18]F - FDG 在体内分布的全过程,提出了可视化药代动力学、药效学的概念,为后续更深入的研究奠定了基础。通过对动态采集数据的分析,探索参数成像的临床应用价值,阐述了时间-放射性曲线在肝脏肿瘤鉴别诊断中的增益价值。基于药代动力学参数分析,证实了十分之一剂量的[18]F - FDG PET/CT 显像与常规剂量的显像除了峰值有差异外,在体内的分布相同。同时证实了以十分之一剂量完成全身 PET/CT 显像的可行性,并进一步优化了十分之一剂量和半剂量成像技术的参数设置。最后,在一系列临床研究的基础上,建立了全身 PET/CT 的操作规范,为该创新设备的推广普及和规范化临床应用奠定了坚实的基础。

石洪成教授团队通过 3 余年的实践探索,不仅以具有创新性的学术观点诠释了全身 PET/CT 的内涵,并通过团队合作、医企合作、集众人之智,持续推进高质量科研成果的产出,打造了一支优秀的团队。更为重要的是,石洪成教授团队的创新研究让更多既往无法接受 PET/CT 检查的患者,通过全身 PET/CT 快速扫描、超低剂量成像等方法,享受到先进医疗设备带来的福利,该方法也逐渐成为临床影像学检查中的优先选择。

全球首台全身 PET/CT 在复旦大学附属中山医院开展的临床探索应用,是"中山-联影"医产研全面深入合作的缩影,充分体现了复旦大学附属中山医院"创新、合作、智慧、优质、高效"的发展理念。在此过程中,复旦大学附属中山医院核医学科团队得到了历练,学科水平显著提高。希望在后续的临床探索中，石洪成教授团队能赋予这一先进医学影像设备更高的实用价值，以高质量创新成果造福患者。

中国科学院院士
复旦大学附属中山医院院长

2023 年 3 月 27 日

具有 194 cm 轴向视野的全身 PET/CT(TB PET/CT),通过一个床位扫描就能够获得自颅顶到足尖的全身影像,有别于具有 15～30 cm 轴向视野的常规 PET/CT 通过多个床位采集后,"拼图"而成的自颅顶到大腿中部的所谓"全身影像",不仅可以"一网打尽"全身具有显像剂聚集的病灶,更为重要的是,基于长轴向视野,TB PET/CT 的探测效率是具有 20 cm 轴向视野常规 PET/CT 的 40 倍左右。如此高的灵敏度赋予 TB PET/CT 诸多内涵,提升了其临床服务能力。

作为全球首台 TB PET/CT(uEXPLORER)的用户,复旦大学附属中山医院于 2019 年 4 月开启了 TB PET/CT 临床应用的新纪元。至 2022 年底,经过 3 年多的临床应用探索,对 2 万余例次(其中动态采集 1764 例次)患者医学影像资料进行研究,将 TB PET/CT 临床应用研究的结果通过 30 余篇学术论文在国内外具有影响力的医学影像期刊上发表,并应邀在诸多的国内、国际学术会议上进行展示、交流和推广,得到了业界的普遍关注和高度认可。

因其具有诸多亮点,长轴向视野 PET/CT 已成为核医学影像设备发展的新趋势。在全球范围内,越来越多的此类高端医学影像设备投入临床使用。但是,就目前而言,该领域的参考文献还很有限,专业书籍更加匮乏。本书将编者团队所取得的阶段性成果,经过梳理、归纳而总结成文,系统地介绍了 TB PET/CT 的临床应用价值、解决临床问题的方法,以及临床应用探索过程中的科研方法。作为单中心、阶段性的研究成果,先进性和局限性兼而有之,在此一并呈现给读者,希望在大家持续探索的航程中,能够发挥一盏航标灯的作用。

石洪成

2023 年 3 月

Contents 目　录

第一章　全身 PET/CT 的特点与临床应用

2019 年 4 月，全球首台具有 194 cm 轴向视野（axial field of view，AFOV）的全身 PET/CT（total body PET/CT，TB PET/CT）uEXPLORE 落户复旦大学附属中山医院，开启了 TB PET/CT 临床应用的新纪元。

第一节　PET/CT 发展简史

1974 年，正电子发射计算机断层显像（positron emission tomography，PET）（PETT III）投入商业化运营。1998 年 David Townsend 团队首次将 PET/CT 用于患者检查。同年，美国食品药品管理局（Food and Drug Administration，FDA）批准 ^{18}F - FDG PET 用于肿瘤患者的检查。2000 年 PET/CT 开始商业化运营。随着技术进步，PET/CT 影像设备在硬件和软件性能方面都在不断地完善和持续提升中。例如，PET 探测器从早期的碘化钠晶体发展到锗酸铋（bismuth germanite，BGO），再到现在的硅酸镥（lutetium oxyorthosilicate，LSO）及硅酸镥钇（lutetium yttrium oxyorthosilicate，LYSO）；图像重建由最初的滤波反投影法发展到有序子集最大期望值法等。同时，PET/CT 中的 CT 也从早期的 1 排、2 排，发展到现在的 64 排或 128 排。随着 PET/CT 整体性能的提升和临床应用的深入，其应用领域不断拓展，所发挥的作用也得到更多的认可。经过 20 多年的发展与完善，PET/CT 已经成为一种先进的核医学分子影像检查技术，成为唯一能在活体上显示分子代谢、受体及神经介质活动的影像学检查技术。如何借助高质量的 PET/CT 影像，充分捕捉示踪剂的分布信息，更加敏感地发现早期病变或者早期评价病变的动态变化，依然面临着诸多挑战。

PET/CT 图像质量受到放射性药物注射剂量、信噪比（signal-to-noise ratio，SNR）、成像时间、设备分辨率等多因素影响。目前商用常规 PET/CT 的轴向视野约为 15～30 cm，每个床位扫描，仅能覆盖身体八分之一的范围，所接收到的信号仅为人体发射出符合光子量的 1% 左右，制约了系统的探测效率和灵敏度。长轴向视野的 PET/CT 成为打破这些束缚的突破点。

长轴向视野（long axial field-of-view，LAFOV）PET/CT 的概念最早由 Terry Jones 在 20 世纪 90 年代初提出。2004 年 6 月日本学者介绍了具有 68.5 cm 轴向视野的 PET/CT（Hamamatsu SHR - 92000），但并没有在临床上应用。2018 年美国加州大学戴维斯分校

(UC Davis)与上海联影医疗科技有限公司合作开发的具有 194 cm 的长轴向视野全身 PET/CT 成像系统——uEXPLORER 面世。复旦大学附属中山医院核医学科团队与研发团队合作,参与了该设备的临床前探索性研究。2019 年 1 月 uEXPLORER 获得 FDA 批准,2019 年 4 月全球首台长轴向视野 PET/CT(uEXPLORER)落户复旦大学附属中山医院,并开始了临床验证。2019 年 12 月获得国家食品药品监督管理局的上市许可。

2020 年西门子公司研发的具有 106 cm 轴向视野的 Biograph Vision Quadra PET/CT 投入临床应用。尚处于研发阶段的 LAFOV PET/CT 还有飞利浦公司与宾夕法尼亚大学联合开发的 PennPET Explorer。三种 LAFOV PET/CT 的关键参数见表 1-1。

表 1-1　LAFOV PET/CT 关键参数比较

PET/CT 系统	uEXPLORER	PennPET Explorer	Biograph Vision Quadra
晶体	LYSO	LYSO	LSO
晶体大小(mm)	$2.76 \times 2.76 \times 18.1$	$3.86 \times 3.86 \times 19$	$3.2 \times 3.2 \times 20$
探测器内径(cm)	68.6	70	78
轴向长度(cm)	194.8	140	106
能量分辨率(%)	11.7	12.0	10.7
TOF 分辨率(ps)	430	250	228
灵敏度(kcps/MBq)	174	55	174
空间分辨率(mm)	2.9	4.0	3.3
散射分数(%)	35.8	32	36

（吕　靖　蔡丹杰　石洪成）

第二节　uEXPLORER TB PET/CT 的特点与潜在优势应用领域

一　TB PET/CT 物理特点

uEXPLORER TB PET/CT 的轴向视野为 194 cm、横向视野为 68.6 cm。理论上推导轴向视野为 194 cm 的 PET/CT 若赋予飞行时间技术,其探测效率是轴向视野为 20 cm 常规 PET/CT 的 40 倍。uEXPLORER TB PET/CT 实现了一个床位采集获得自头顶到足尖的全身影像,较常规 PET/CT 经过多个床位采集后,"拼图"实现从头顶到大腿中部的"全身"图像具有明显优势。

二　TB PET/CT 潜在优势应用领域

SNR 是评价 PET/CT 图像质量的关键指标。$SNR \approx k\sqrt{S \times A \times T}$,其中 k 为常数,S

为灵敏度(sensitivity，)，A 为放射性药物的活度(activity)，T 为采集时间(time)。从理论上推导，uEXPLORER 的超高灵敏度为提升图像质量、缩短采集时间、减少注射剂量、超长时间延迟显像、药代动力学参数研究等方面的应用奠定了基础。

（吕　靖　刘国兵）

第三节　TB PET/CT 临床应用的探索性研究

TB PET/CT(uEXPLORER)具有 194 cm 的轴向视野，与生俱来的先天优势就是通过单床位、高效率采集获得自头顶到足尖的全身影像。有别于常规 PET/CT 通过多个床位间的部分重叠采集，"组合"而成的从头顶到大腿中部的所谓全身图像。长轴向视野所赋予的高灵敏度，提升了探测更小或者显像剂聚集不明显病灶的能力(图 1-1)。

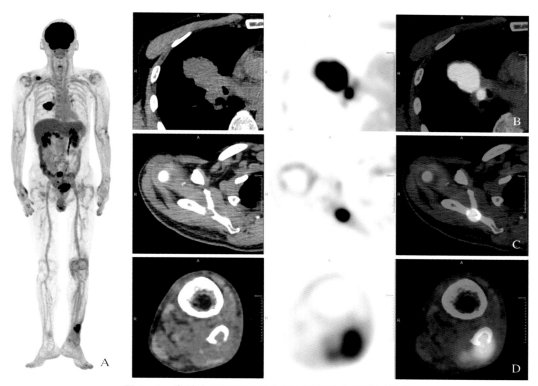

图 1-1　右肺中央型肺癌伴右侧肩胛骨和左侧腓骨转移

男性，65 岁。最大密度投影(A)示右肺门旁、右侧肩胛骨和左侧小腿远端见显像剂异常聚集灶。在与之对应的横断面图像上可见，右肺中叶支气管旁糖代谢异常增高灶局部突入支气管腔内(B)，伴远端糖代谢异常增高的实性病灶；右侧肩胛骨(C)和左侧腓骨远端(D)见局灶性溶骨破坏伴软组织肿块形成。

  TB PET/CT 在理论上所具有的优势,如何转化为临床实践中解决问题的有效方法,复旦大学附属中山医院核医学科团队经过系列、层层递进的探索性研究,归纳总结了 uEXPLORER TB PET/CT 的临床优势应用领域,建立了与之对应的操作规范(图 1-2)。

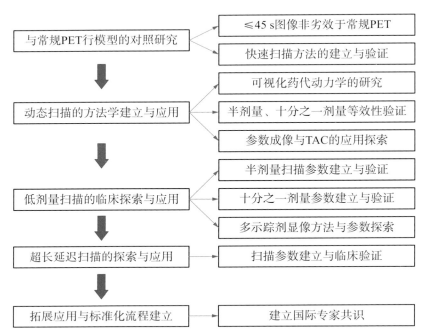

图 1-2 复旦大学附属中山医院核医学科团队探索 TB PET/CT 临床应用线路图

一、快速扫描的探索性研究

  通过对模型的研究,在图像质量非劣效于常规数字 PET/CT 的前提下,探索了 uEXPLORER TB PET/CT 快速扫描的可行性,建立了快速扫描的参数和采集条件。

二、可视化药代动力学的探索性研究

  传统的药代动力学研究重点关注血药浓度变化,缺少药物在不同组织和器官中分布的信息。药效学评价需要在用药后的一段时间才能获得相关信息。TB PET/CT 的临床应用为可视化药代动力学研究奠定了基础。应用 uEXPLORER TB PET/CT 对健康志愿者研究进行动态采集,首次展示了 [18]F - FDG 在人体内实时动态分布的图像,同时还揭示了 [18]F - FDG 在人体不同组织和器官内的动态分布过程,并应用半定量参数予以展示。

三、低剂量扫描的探索性研究

(一) 半剂量与十分之一剂量显像

  应用 uEXPLORER TB PET/CT 对健康志愿者进行显像剂在体内动态分布的研究,发现全剂量(3.7 MBq/kg)与十分之一剂量(0.37 MBq/kg) [18]F - FDG PET 显像,除了峰值的差异之外，^{18}F - FDG 在人体内分布是一致的，为十分之一剂量（0.37 MBq/kg）^{18}F - FDG TB PET 显像的临床应用提供了翔实的证据。随后，又通过对一组患者进行头对头的半剂量（1.75 MBq/kg）和十分之一剂量（0.37 MBq/kg）^{18}F - FDG TB PET 显像的临床研究发现，半剂量与十分之一剂量 ^{18}F - FDG 在患者体内的分布没有差异，而且采用合适的采集时间对病灶的探测效率没有影响，进一步证实了半剂量和十分之一剂量应用于临床的可行性。继而，探索并建立了半剂量和十分之一剂量 ^{18}F - FDG TB PET/CT 显像的采集参数。

（二）个性化注射剂量

根据受检者体重指数（body mass index，BMI）给予个性化的显像剂剂量，对于保证图像质量均一化具有重要价值。基于此，复旦大学附属中山医院核医学科团队设计了队列研究，所有纳入研究的患者在显像前的状态尽量保持一致，如空腹血糖<6.1 mmol/L。第一队列由 78 例肿瘤患者组成，予以全剂量 ^{18}F - FDG TB PET/CT 检查，得到的数据用以制订个性化注射剂量方案。使用线性和非线性方法将代表图像质量的 SNRnorm（归一化的 SNR_L，normalized liver signal-to-noise ratio）与患者相关参数进行拟合，发现 SNRnorm 和 BMI 的线性拟合度最好，并据此推导出了基于 BMI 的注射剂量建议方案：注射剂量 $=39.2 \text{ MBq}/(-0.03 \times \text{BMI}+1.49)^2$。为了进一步验证该基于 BMI 的注射剂量方案，纳入了 38 例肿瘤患者作为研究的第二队列。根据注射剂量公式计算出个性化的 ^{18}F - FDG 注射剂量并完成 TB PET/CT 检查，所获得图像的 SNR_L 不再随着 BMI 的增加而降低，实现了均一化的图像质量，验证组中不同 BMI 组间 SNR_L 值的图像质量差异无统计学意义

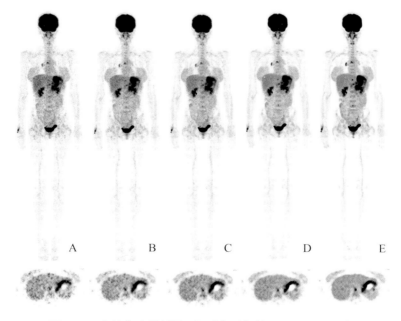

图 1-3　个性化注射剂量不同采集时长的 TB PET/CT 图像

　　女性，32 岁。身高 171.1 cm，体重 51.7 kg，BMI 17.7 kg/m^2。根据个性化注射方案，予以注射 40.7 MBq ^{18}F - FDG，较欧洲核医学协会指南推荐剂量的 191.3 MBq 降低约 78.8%。采集时长 60 s 的图像质量能够满足临床诊断需求。

（$P>0.05$）。此外，与第一队列相比，四组不同 BMI 组患者注射剂量较常规显像剂剂量模式分别降低了 $75.6\%\pm2.9\%$、$72.1\%\pm4.0\%$、$67.1\%\pm4.4\%$ 和 $64.8\%\pm3.5\%$。说明基于 BMI 的线性剂量方案，能够实现具有不同 BMI 的患者获得同质化的图像质量，且所给予的显像剂剂量低于欧洲核医学协会指南推荐的使用量。

四 多示踪剂低剂量显像的应用

通过多示踪剂显像获得不同示踪剂间优势互补的生物学信息，能够进一步提升对疾病诊断或评价的效能。但是，不同示踪剂所使用的放射性核素间的相互影响是制约多示踪剂联合应用的瓶颈。采用非同日的低或超低剂量多示踪剂 TB PET/CT 显像，方法简便易行，但是耗时、可操作性不强。采用同日法可以减少患者的多次往返，有效地降低时间成本，但是需要优化出更加合理、适用的成像参数，达到既能节省时间，又能够解读出其中内涵的多示踪剂联合显像方法。复旦大学附属中山医院核医学科团队的相关研究还在进行中。

（肖 杰 林 禹 石洪成）

第四节 TB PET/CT 探索性临床应用的阶段性成果

自 2019 年 4 月至 2022 年 12 月，复旦大学附属中山医院核医学科应用 uEXPLORER PET/CT 完成 20 000 余例次检查，其中动态采集 1 764 例次，涵盖不同的示踪剂和同种示踪剂的不同剂量。经过逐层递进的系列探索性临床应用研究，基于大量详实的临床证据，取得了阶段性的成果，充分展示了 uEXPLORER TB PET/CT 的临床应用优势，实现了快速扫描、半剂量或十分之一剂量扫描和动态扫描，并建立了操作规范，提升了 PET 的临床服务能力。

一 实现了从理论推断到临床应用的跨越

使用轴向视野为 $15\sim30$ cm 的常规 PET/CT 检查，欧洲核医学协会指南中推荐注射 ^{18}F - FDG 的剂量成人为 3.7 MBq/kg，采集时间为 $2\sim3$ min/床位，平均每人需要 $15\sim30$ min 的检查时间。基于我们团队的探索性应用研究，建立了满足个性化需求的 uEXPLORER TB PET/CT 整体采集方案并形成了国际专家共识。可选择方案包括按照欧洲核医学协会指南推荐注射剂量 ^{18}F - FDG 显像的快速扫描，标准采集时间为 $0.5\sim2$ min，快速采集时间为 $0.5\sim1$ min；半剂量 ^{18}F - FDG 显像的标准采集时间为 $3\sim5$ min，快速采集时间为 $2\sim4$ min；十分之一剂量 ^{18}F - FDG 显像的标准采集时间为 $7\sim15$ min，快速采集时间为 $6\sim8$ min。通过延迟显像提升对特殊病变探测的敏感性，借助动态采集更好地获得病变信息。

二 将 TB PET/CT 的优势转化为临床服务能力

快速扫描、低剂量扫描使得既往难以接受 PET/CT 的检查者可选择适宜的条件进行显像，扩展了 PET/CT 的临床适用范围；借助快速扫描模式，实现了单位时间内检查患者数量最大化的目标；快速扫描与低或超低剂量的组合式应用，实现了在固定药物剂量的前提下，检查患者量的最大化；动态扫描为疾病的诊断提供了增益价值。

三　初步构建 TB PET/CT 检查工作流程

在探索性临床应用过程中，初步建立了病史采集、确立个性化检查方案（动态或者静态）、按照个性化剂量注射显像剂、个性化的采集方案与图像后处理方案等环环相扣的工作流程。在工作流程的每个节点，高度强调每个环节的高质量与环节间的密切沟通和高效率合作，以保证整体运营效能的最大化。在强调图像质量优先的前提下，满足个性化需求的工作流程，为充分发挥 uEXPLORER TB PET/CT 的优势，保证患者获益的最大化奠定了基础。

四　促进了 PET/CT 的规范化应用

通过与常规 PET/CT 的系列对比研究，明晰了 TB PET/CT 的优势所在，知晓了如何在临床实践中规避常规 PET/CT 的局限性，为充分发挥 PET/CT 的临床应用价值起到了促进作用，同时也为 PET/CT 临床应用指南的更新提供了翔实的证据。

复旦大学附属中山医院核医学科团队通过不懈的努力，在持续推进 uEXPLORER TB PET/CT 临床探索性应用的进程中，发表了系列学术论文近 30 篇，其中在《欧洲核医学与分子影像杂志》和《（美国）核医学杂志》上发表学术论著 12 篇，应邀在国际学术会议上分享学术成果 13 次，提升了 TB PET/CT 的知晓度。

五　谱写了医产研合作的新篇章

在 uEXPLORER TB PET/CT 临床应用探索过程中，医者从满足临床应用的角度品味设备的应用性能，并提出需要解决的问题；生产企业以其专业优势，对医者提出的问题予以改进和完善，或者将医者的专利转化为设备新的性能，两者优势互补、合作共赢。两者的深入合作为产品性能验证、优化和持续改进节约了时间成本，建立了富有内涵的医-产-研合作新模式。

（刘国兵　谭　辉　石洪成）

第五节　TB PET/CT 临床应用展望

随着超长轴向视野 PET/CT 的普及和临床应用探索的不断深入，昔日诸多的潜在优势已经成为临床实践过程中解决实际问题的得力方法；同时，又有新的问题不断涌现，需要持续的探索。目前关注的一些热点问题如下：

一　在新药研发中的应用

近年来微剂量方法成为药物研发领域的热点之一。通过将微量的新药引入人体研究药代动力学和药效学以及药物毒理学，最大程度地避免了在动物模型上研究所遇到的诸多瓶颈问题。TB PET/CT 所具有的高灵敏度和全身实时动态显像的优势，为微剂量研究创造了条件。借助具有高灵敏度的 TB PET/CT 进行实时动态显像,观察分析放射性药物在体内各器官和组织的分布情况,全面了解药物在体内分布的动态变化过程。因此,TB PET/CT 在药物研发领域的应用值得期待。

二 在母胎医学中的应用

母胎生理学领域还存在许多亟需解决的重要问题,如母婴脑耗氧量的研究、营养素如何在胎盘运输的研究以及胎儿感染和炎症的研究等。具有高灵敏度的 TB PET/CT,应用超低剂量的示踪剂检查,使一次 PET 显像受到的辐射剂量相当于乘坐洲际航班所接受的辐射暴露,为母婴这一特殊领域的研究提供了新的选择。

三 多器官轴的研究

人体内多器官间存在着生物信息的关联与相互影响,其中比较热门的研究有心脑轴、心肾轴、心脾轴、肝脾轴以及肠脑轴等。^{18}F-FDG PET/CT 显像是临床常规的功能影像检查,基于 ^{18}F-FDG 与葡萄糖相似的生物学特性,也常被用于多器官间相互影响的研究。然而常规 PET/CT 受限于有限的轴向视野,需要多床位在不同的时间内完成采集,之后"拼成"脑和体部图像,所获得信息并非多器官间同步实时的生物信息。长轴向视野的 TB PET/CT 解决了这一难题,能够获得多器官的实时匹配信息。例如,在缺血性心肌病的多器官研究中,TB PET/CT 通过单床位采集同时获得心脏和其他器官的生物代谢信息,能够实时动态地研究缺血效应对心脏和其他器官的相互影响。因此,TB PET/CT 在多器官轴的研究与应用值得期待。

四 TB PET/CT 中的 CT 低剂量

PET/CT 检查的辐射剂量分别来自放射性示踪剂和 CT,而且以 CT 的辐射剂量权重更大。超低剂量 ^{18}F-FDG PET/CT 的应用有效地降低了放射性示踪剂的辐射剂量,如何降低 CT 的辐射剂量,成为低剂量 PET/CT 检查所面临的主要挑战。

（ 吕　靖　何依波　石洪成）

🔢 主要参考文献

[1] Pepin CM. Properties of LYSO and recent LSO scintillators for phoswich PET detectors [J]. IEEE Trans Nucl Sci, 2004,51:789-795.

[2] Surti S, Kuhn A, Werner ME, et al. Performance of Philips Gemini TF PET/CT scanner with special consideration for its time-of-flight imaging capabilities [J]. J Nucl Med,2007,48(3):471-480.

[3] Ng QK, Triumbari EKA, Omidvari N, et al. Total-body PET/CT-first clinical experiences and future perspectives [J]. Semin Nucl Med,2022,52(3):330-339.

[4] Watanabe M, Shimizu K, Omura T, et al. A high-throughput whole-body PET scanner using flat panel PS-PMTs [J]. IEEE Trans Nucl Sci,2004,51:796-800.

[5] Spencer BA, Berg E, Schmall JP, et al. Performance evaluation of the uEXPLORER total-body PET/CT scanner based on NEMA NU 2-2018 with additional tests to characterize PET scanners with a

long axial field of view [J]. J Nucl Med，2021，62(6)：861 - 870.

［6］ Prenosil GA，Sari H，Furstner M，et al. Performance characteristics of the biograph vision quadra PET/CT system with a long axial field of view using the NEMA NU 2 - 2018 Standard [J]. J Nucl Med，2022，63(3)：476 - 484.

［7］ Nadig V，Herrmann K，Mottaghy FM，et al. Hybrid total-body PET scanners-current status and future perspectives [J]. Eur J Nucl Med Mol Imaging，2022，49(2)：445 - 459.

［8］ Xiao J，Yu H，Sui X，et al. Can the BMI-based dose regimen be used to reduce injection activity and to obtain a constant image quality in oncological patients by ^{18}F - FDG total-body PET/CT imaging? [J]. Eur J Nucl Med Mol Imaging，2021，49(i)：269 - 278.

［9］ Badawi RD，Shi H，Hu P，et al. First human imaging studies with the EXPLORER total-body PET scanner [J]. J Nucl Med，2019，60(3)：299 - 303.

［10］ He Y，Gu Y，Yu H，et al. Optimizing acquisition times for total-body positron emission tomography/computed tomography with half-dose (18)F-fluorodeoxyglucose in oncology patients [J]. EJNMMI Phys，2022，9(1)：45.

第二章

全身 PET/CT 与常规数字 PET/CT 的对比研究

常规数字 PET/CT 受制于 15~30 cm 的有限轴向视野(axial field of view,AFOV),每个床位扫描范围仅能覆盖身体约 1/8 的范围,接收到的有效信号仅为体内显像剂发出符合光子量的 1% 左右,制约了 PET 系统的探测效率和灵敏度。而全身 PET/CT(TB PET/CT)将 AFOV 延伸至 194 cm,扫描视野可覆盖大多数患者的全身,明显增加了探测有效符合光子的比例。理论推测,TB PET/CT 的探测效率是常规数字 PET/CT(轴向视野为 20 cm)的 40 倍。

从理论上讲,随着探测效率的大幅提升,使得高质量的 TB PET/CT 图像较常规数字 PET/CT 图像能够发现更多小病灶及显像剂摄取不明显的病灶。但在临床实践过程中,影响图像质量的因素很多,需要对 TB PET/CT 临床应用场景和采集条件进行优化,基于真实世界的数据探索和验证才能在临床实践过程中保障患者的最大获益。同时,作为一款全新的影像设备,在临床应用之前进行模体测试以验证其性能,也是非常必要的。因此,复旦大学附属中山医院核医学科按照常规,在 TB PET/CT 使用之前和探索性临床研究之前,首先基于模体对设备性能进行了探索和验证,对初步获得的采集条件,再通过临床数据进行完善、优化和验证。

第一节 TB PET/CT 与常规数字 PET/CT 对照研究

新的设备使用之前,或者是设备的部分关键部件更换之后均需要应用标准模体进行设备性能的校准和完善。模体之所以能够被用于检测和验证新的设备,原因在于模体中具有一系列国际公认的设备性能标准参数,根据测试结果可以客观地评价设备的性能。本研究是以标准模体中恒定参数指标为标准,对比分析 TB PET/CT 与常规数字 PET/CT 在一些关键参数间的异同点,并以常规数字 PET/CT 在常规采集重建条件下的图像质量为参考,探讨在非劣效于常规数字 PET 图像质量的前提下 TB PET 的采集条件。

使用 NEMA/IEC NU - 2 模体分别测试 TB PET/CT(uEXPLORER)和常规数字 PET/CT(uMI 780),以对比分析背景变异性(background variability,BV)、恢复系数(recovery coefficients,RC)和对比度恢复系数(contrast recovery coefficient,CRC)等参数的异同。以常规数字 PET/CT 在临床常规设置条件下的变异系数(coefficient of variation,

COV)为阈值参考,探索 TB PET/CT 的最佳采集时间和重建参数。

NEMA/IEC NU‑2 模体内每次按照同样的标准灌注活度为 2.65 kBq/mL 的放射性液体,活度相当于患者按照 3.7 MBq/kg 标准注射^{18}F‑FDG 后 60 min PET 成像时肝脏的平均活度。常规数字 PET/CT 使用临床常规设置重建 PET 图像,TB PET/CT 使用不同的 PET 采集时间和重建参数重建图像。

从每台 PET/CT 采集的 PET 图像中,分别选取位于模体中间段的三个横断面图像,并在每个横断面上分别绘制 3 个面积为 900 mm^2 的矩形感兴趣区(region of interest,ROI)(图 2‑1)。每个 ROI 的标准差除以平均像素值定义为 COV。计算 9 个 ROI 中 COV 的平均值,作为重建图像整体的 COV。根据欧洲核医学协会研究有限公司(European Association of Nuclear Medicine Research Ltd.,EARL)指南,COV<15% 提示噪声水平是可接受的。

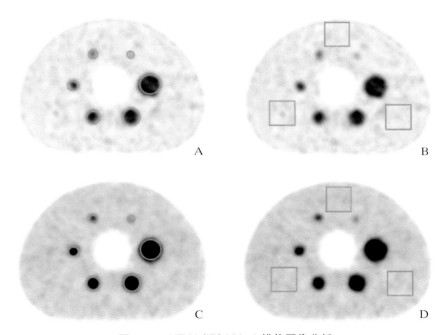

图 2‑1　NEMA/IEC NU‑2 模体图像分析

常规数字 PET(A, B)和 TB PET(C, D)。A 和 C 图显示了六个热球的圆形 ROI 的位置;B 和 D 图显示了用于背景 COV 分析的 3 个 900 mm^2 矩形 ROI 的位置。常规数字 PET 与 TB PET 的 ROI 放在相同的位置。

对于球体表征(图 2‑2),在模体中的每个球体上勾画边长 50 mm 的立方体。按照欧洲核医学协会(European Association of Nuclear Medicine,EANM)肿瘤 PET 成像指南获得每个球体的最大恢复系数 RC$_{max}$。通过额外的球形容积感兴趣区(volume of interest,VOI)得出平均恢复系数 RC$_{mean}$。此外,研究中还根据 NEMA NU‑2 2018 标准分析了相应的 CRC。

模体研究的结果显示,常规数字 PET/CT 与 TB PET/CT 对背景标准摄取值

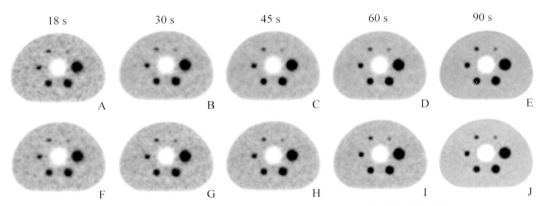

图 2-2　TB PET/CT 不同采集时长和不同 OSEM 迭代次数的模体图像

A～E 为迭代 2 次，F～J 为迭代 3 次。A 和 F 为采集 18 s，B 和 G 为 30 s，C 和 H 为采集 45 s，D 和 I 为采集 60 s，E 和 J 为采集 90 s 图像。图像均为 20 个子集重建。

(standardised uptake value，SUV)的交叉校准在 0.95～1.05 的范围内。图像的噪声随着扫描持续时间和迭代次数的增加而降低。常规数字 PET 图像因采集时间不同 CRC 有轻微波动，TB PET 的 CRC 值略高于常规数字 PET。两台设备图像中所有球体的 RC_{max} 和 RC_{mean} 均在 EARL 限值内。

常规数字 PET/CT 在临床常规设置采集条件下图像 COV 是 11.6%。以此为标准，TB PET/CT 采集时间为 30～45 s，图像重建采用 2～3 次迭代所获得的图像质量等同于常规数字 PET/CT 临床常规情况下的图像质量。

为了进一步验证 TB PET/CT 采集 30～45 s 是否可以获得满足临床诊断需求的图像，筛选了 40 名肿瘤患者进行 PET/CT 显像来验证。患者注射了 ^{18}F-FDG 之后，按照随机顺序的原则，分别在常规数字 PET/CT 和 TB PET/CT 上进行 PET/CT 显像。为了最大限度地减少两次不同 PET/CT 检查之间的延迟时间所造成的影响，两次扫描时间间隔超过 40 min 者予以剔除。最终入选的患者共 30 例(女性 10 例，男性 20 例，年龄 64.2±9.3 岁，体重指数 18.1～30.4 kg/m^2)，其中诊断为肺癌(3 例)、胃癌(5 例)、食管癌(3 例)、肝细胞癌(3 例)、胆管癌(1 例)、十二指肠癌(1 例)、胰腺癌(2 例)、结肠癌(5 例)和直肠癌(7 例)。这项研究没有严格的排除标准，如年龄、糖尿病、患者体型和肿瘤的类型，目的在于将该组患者视为真实临床实践的一个缩影，具有临床普适性。

常规数字 PET/CT 按照 2～3 min/床位采集的图像被称为 G780，并作为参考标准。TB PET/CT 采集的 PET 原始数据均进行切割并重建，以分别模拟 30 s、45 s 及 60 s 的采集时长，图像重建迭代次数为 2 次和 3 次，分别称为 G30 s_2i、G30 s_3i、G45 s_2i、G45 s_3i、G60 s_2i 和 G60 s_3i。定性分析中使用 5 分 Likert 量表来评估图像质量，通过肝脏 COV、病变靶与背景比(target-to-background ratio，TBR)和病变信噪比(SNR)等定量指标再次评估图像质量。

结果再次证明 TB PET/CT 的采集时间为 30～45 s、迭代次数为 2 次或 3 次的方案可提供与临床常规设置条件下常规数字 PET/CT 相同的图像质量。评图者之间的一致性 kappa 值为 0.875，显示出高度的一致性。TB PET/CT 中 G30 s_3i 的定性评分低于 G780

参考值($P=0.001$);然而,TB PET/CT 中采集时间≥45 s 的其他组得分均高于 G780。在定量分析中,不同先后顺序两次扫描之间的延迟时间没有显著差异。G780 和 G30 s_3i PET 图像的肝脏 COV 无显著差异($P=0.162$)(图 2-3)。对患者的 33 个病变进行了分析,G780 和 TB PET/CT 获得的 G45 s_2i 之间 TBR 没有显著差异($P=0.072$),TB PET/CT 较常规数字 PET/CT 具有更高的病变 SNR 值($P<0.001$)(图 2-4)。

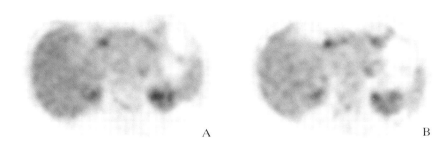

图 2-3　TB PET/CT 与常规数字 PET/CT 采集满足诊断的图像质量

女性,73 岁。先行 TB PET/CT 检查得到了横断面图像(A),随后行常规数字 PET/CT 检查得到了横断面图像(B)。TB PET/CT 的 PET 图像为 30 s 的采集时间,重建迭代 3 次。而常规数字 PET/CT 的 PET 采集时间为 2～3 min,按临床协议重建。两幅图像噪声水平接近且符合诊断需要。

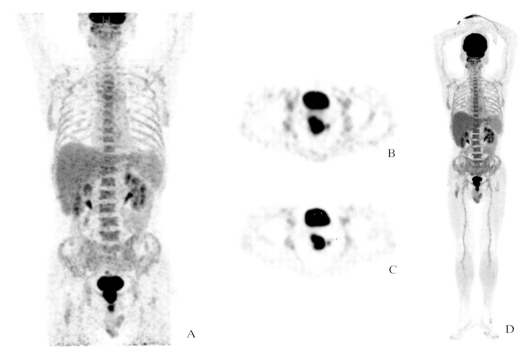

图 2-4　直肠腺癌的 PET 横断面图像和 MIP 图像

男性,60 岁。常规数字 PET 图像(A,B),根据临床方案进行采集和图像重建。TB PET 图像(C,D),为 45 s 采集和 2 次迭代重建。横断面和冠状面图像均显示良好的病变对比度,能满足临床诊断要求。图像采集顺序为先 TB PET/CT 再常规数字 PET/CT。

通过模体和临床验证研究证实,应用 TB PET/CT 采集 30～45 s、采用 OSEM 重建算法迭代 2～3 次,所获得的图像质量与常规临床条件设置下常规数字 PET/CT 所获得的图像质量相当。

(胡鹏程　郑　哲)

第二节　TB PET/CT 2 min 采集图像与常规数字 PET/CT 图像的对比分析

TB PET 探测灵敏度的大幅提升使得快速扫描成为可能。快速扫描是在特定情况下的一种采集模式,其前提是图像质量非劣效于常规数字 PET/CT,但图像质量仅满足诊断需求,并非 TB PET 在图像质量方面的最佳表现。在非特殊情况下,高质量的图像是优先选择。基于此,复旦大学附属中山医院核医学科探索了全剂量[18]F - FDG TB PET/CT 2 min 采集图像与常规数字 PET/CT 按照常规采集图像质量的对比分析。

本研究回顾性纳入了 156 例有病理结果证实的肝癌患者,对比分析常规剂量[18]F - FDG TB PET/CT(uEXPLORER)2 min 快速采集和常规数字 PET/CT(uMI780)的诊断性能。其中 78 名患者接受了 TB PET/CT 扫描,PET 采集时间为 15 min,将原始数据分割并重建为 2 min(G2)和 15 min(G15)图像;另外 78 名患者进行了常规数字 PET/CT 显像(G780)。

对比分析的结果显示,G15 发现的原发病灶 G2 也能发现。与 G15 相比,G2 中 3 个淋巴结被遗漏。然而,G2、G15 和 G780 三组间发现的病灶对于患者的 TNM 分期的影响无显著差异。肿瘤 SUV_{max} 和肿瘤肝脏比值(tumor-to-liver ratio,TLR)等半定量参数,G2 与 G15 和 G780 测得的结果相当。受试者操作特征(receiver operating characteristics,ROC)曲线分析结果显示,G2 在探测肝癌病灶也具有良好的敏感性(图 2 - 5)。总之,2 min 采集的 TB PET/CT 对肝癌患者的诊断效能与常规数字 PET/CT 相当。

该小样本、单中心的初步探索性研究结果显示,TB PET/CT(G2 和 G15)与常规数字 PET/CT(G780)对肝癌的诊断效能相当,后续尚需大样本、多中心的研究,以更加客观、准确地评价 TB PET/CT 短时间扫描的诊断效能。

类似的研究是采用头对头研究,评估了具有 106 cm 的长轴 PET/CT(Biography Vision Quadra PET/CT,西门子)相对于常规数字 PET/CT(Biography Vision 600,西门子)的诊断效能。研究结果显示,2 min 的长轴 PET 采集与标准的 16 min 常规数字 PET 采集获得的图像质量是一致的。需要强调的是,经验丰富的阅片者对长轴 PET 和常规数字 PET 图像进行主观评估时,尽管模拟短时采集(0.5 min)的长轴 PET 重建图像被认为足以检测病变,但 10 min PET 图像具有更佳的图像质量,特别是在 SNR 和 TBR 方面。

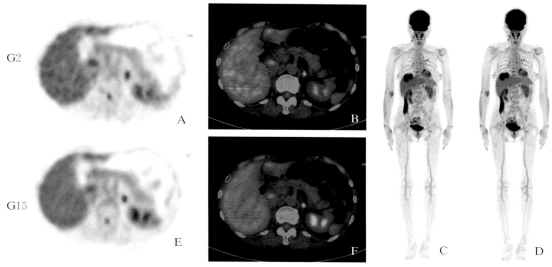

图 2-5　混合性肝癌伴肝门区淋巴结炎

　　女性，77 岁。经病理证实患有混合性肝细胞癌-胆管细胞癌，行 TB PET/CT 分期。A、B、C 分别为 G2 腹部横断面 PET 图像、PET/CT 融合图像和 PET MIP 图像。E、F、D 分别为 G15 腹部横断面 PET 图像、PET/CT 融合图像和 PET MIP 图像，所有图像均显示肝门区糖代谢异常增高的淋巴结。术后病理证实为（肝脏）混合性肝细胞癌-胆管细胞癌，以胆管细胞癌为主（90%），分化Ⅲ级；肝门区淋巴结炎。

（胡鹏程　杨润君）

第三节　TB PET/CT 与常规数字 PET/CT 在病灶探测效率方面的队列研究

　　常规数字 PET/CT 的灵敏度有限，在检测小病灶或显像剂摄取较低的病变中具有挑战。长轴视野 PET/CT 的临床应用，显著提高了病灶的探测效率。研究表明，应用 ^{18}F - FDG TB PET/CT 对肿瘤患者进行显像，主观评价图像质量的结果显示，60 s 和 30 s 时长采集获得的图像质量是可接受的，180 s 和 120 s 时长采集获得的图像质量为良好；客观评价的结果显示，SUV 值标准差随着采集时间的缩短而增加，但肿瘤的 SUV_{max} 值保持不变。

　　Alberts 等的研究比较了具有 106 cm 轴向视野的长轴 PET/CT（Biography Vision Quadra，西门子）和标准轴向视野的常规数字 PET/CT（Biography Vision 600，西门子）的探测性能。他们使用 ^{18}F - FDG，^{18}F - PSMA - 1007 或 ^{68}Ga DOTA TOC 进行了一日法双示踪剂扫描。结果表明，与常规数字 PET/CT 采集 16 min 的图像对比，长轴 PET/CT 在 2 min 内就采集到了等效的 SNR、TBR 和图像质量，说明长轴 PET/CT 可以用更短的采集时长或使用较低剂量的放射性示踪剂获得与常规数字 PET/CT 相类似的图像质量。

　　TB PET/CT 在半剂量扫描、十分之一剂量扫描和常规剂量 30~45 s 的快速扫描，均已经通过前期探索和验证在临床实践中得以应用，而且还建立了相应的操作规范。为了探索

TB PET/CT 在识别小病灶或者显像剂摄取不明显的病变方面的潜在优势,复旦大学附属中山医院核医学科团队设计了 TB PET/CT(uEXPLORER)和常规数字 PET/CT(uMI 780)的头对头对比研究,旨在探讨 TB PET/CT 探测病灶的潜在能力。随机选择初诊肿瘤患者在注射一次显像剂后,按照随机的原则先后分别完成常规数字 PET/CT(uMI780)和 TB PET/CT(uEXPLORER)显像。常规数字 PET/CT 以 2~3 min/床进行采集,称之为 G0,TB PET/CT 的 PET 采集时长为 5 min,按序切割为 1 min、2 min、3 min、4 min 和 5 min 时长的重建图像,分别称之为 G1、G2、G3、G4 和 G5。以组织病理学诊断结果作为原发灶、淋巴结转移灶和部分转移灶的诊断标准,没有病理诊断的肝和肺转移灶以 MRI 和(或)增强 CT 等影像学随访结果作为诊断参考,评估 PET/CT 探测病灶的效率。两名经验丰富的核医学医生使用 Likert 5 分量表独立评估图像质量,并记录[18]F - FDG 阳性病灶的数量。

对 67 例不同类型的肿瘤患者、共 241 个病灶(69 个原发病灶;32 个肝、肺和腹膜转移;140 个区域淋巴结)进行了分析。结果显示,主观图像质量评分和 SNR 从 G1 到 G5 逐渐增加,显著高于 G0(P 均<0.05)。与常规数字 PET/CT 相比,TB PET/CT 的 G4 和 G5 检测到了额外的 15 个病灶(2 个原发性病灶;5 个肝、肺和腹膜病灶;8 个淋巴结转移)(图 2 - 6,图 2 - 7)。与常规数字 PET/CT 相比,TB PET/CT 对小病灶(直径 4.3 mm、SUV_{max} 为 1.0)或低摄取(肿瘤与肝脏的比率为 1.6、SUV_{max} 为 4.1)的病变检测更为灵敏。

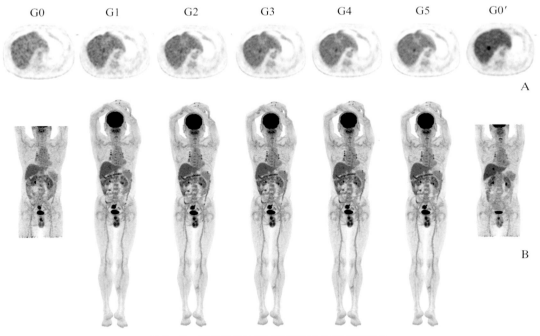

图 2 - 6 常规数字 PET 没有显示的肝内转移灶

男性,71 岁。确诊的直肠腺癌患者术前行 PET/CT 进行分期,先行常规数字 PET/CT 显像,再行 TB PET/CT 显像。A. 不同采集时长的 PET 横断面图像。B. 不同采集时长亚组的 MIP 图像。G0 组肝脏未见明显糖代谢异常增高,但 G1~G5 组均见肝脏内结节状糖代谢异常增高病灶。G0' 为 10 个月后该患者再次行常规数字 PET/CT(同一台设备)显像,肝脏内病灶具有明显糖代谢异常增高,与 G1~G5 组所示病灶位置一致。

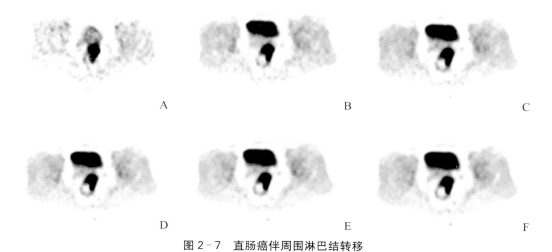

图 2-7　直肠癌伴周围淋巴结转移

女性,61 岁。直肠腺癌患者行 PET/CT 分期。先行常规数字 PET/CT,再行 TB PET/CT 显像。A. 常规 PET 横断面图像显示直肠癌灶具有糖代谢异常增高,病灶周围未见明显糖代谢异常增高灶。B~F. 分别为 TB PET 重建为 1 min、2 min、3 min、4 min 和 5 min 时长的图像,层面同图 A;只有采集时长≥4 min 的图像能够显示直肠旁糖代谢异常增高的淋巴结。术后病理证实为(直肠)溃疡型腺癌,侵及固有肌层外纤维脂肪组织;肠旁 4/9 枚淋巴结转移。

　　与常规数字 PET/CT 相比,TB PET/CT 的 G4 和 G5 多检测到 15 个病变(2 个原发性病灶;5 个肝转移病灶;8 个淋巴结转移)。本研究中推荐 4 min 时长采集与复旦大学附属中山医院核医学科团队前期研究中 1 min 采集时长的 TB PET 显像不同。在之前的研究中,是以 15 min 采集图像为标准,而不是病理诊断,存在假阴性或者假阳性的可能;且本研究中使用的显像剂剂量(3.7 MBq/kg)低于前期研究中的剂量(4.4 MBq/kg)。最为重要的是,该项研究采用了病理诊断作为金标准,使得结果更加客观、可靠。

　　图像质量和靶病灶与毗邻正常组织的比值是影响病灶诊断的重要因素。在本研究中,TB PET/CT 中的 G4 获得的病变 SUV_{max} 和 TLR 明显高于常规数字 PET/CT(平均 SUV_{max} 分别为 17.1 和 11.6;平均 TLR 分别为 7.2 和 5.7)。TB PET/CT 的 SUV_{max} 和 TLR 的增加主要是因为其有效计数率更高,与正常组织的对比度更好,提高了对更小病灶及显像剂摄取不明显病变的探测。本研究中 TB PET/CT 成功探测到径线为 4.3 mm、SUV_{max} 为 1.0 的转移淋巴结,以及肝脏内 TLR 为 1.6、SUV_{max} 为 4.1 的低摄取病灶。

　　该单中心、小样本的研究结果表明,相较常规数字 PET/CT,[18]F - FDG TB PET/CT 采集 4 min 时长的图像,具有更高的病灶探测效能。

(胡鹏程　陈雪琪)

⑤ 主要参考文献

[1] Hu P, Zhang Y, Yu H, et al. Total-body [18]F - FDG PET/CT scan in oncology patients:how fast could it be? [J]. Eur J Nucl Med Mol Imaging, 2021,48(8):2384 - 2394.

［2］ Zhang YQ，Hu PC，Wu RZ，et al. The image quality，lesion detectability，and acquisition time of ^{18}F-FDG total-body PET/CT in oncological patients［J］. Eur J Nucl Med Mol Imaging，2020，47(11)：2507-2515.

［3］ Hu Y，Liu G，Yu H，et al. Diagnostic performance of total-body ^{18}F-FDG PET/CT with fast 2-min acquisition for liver tumours：comparison with conventional PET/CT［J］. Eur J Nucl Med Mol Imaging，2022，49(10)：3538-3546.

［4］ Van Sluis J，De Jong J，Schaar J，et al. Performance characteristics of the digital Biograph Vision PET/CT system［J］. J Nucl Med，2019，60：1031-1036.

［5］ Chen S，Hu P，Gu Y，et al. Performance characteristics of the digital uMI550 PET/CT system according to the NEMA NU2-2018 standard［J］. EJNMMI Phys，2020，7(1)：43.

［6］ Badawi RD，Shi H，Hu P，et al. First Human Imaging Studies with the EXPLORER total-body PET scanner［J］. J Nucl Med，2019，60(3)：299-303.

［7］ Gnesin S，Kieffer C，Zeimpekis K，et al. Phantom-based image quality assessment of clinical ^{18}F-FDG protocols in digital PET/CT and comparison to conventional PMT-based PET/CT［J］. EJNMMI Phys，2020，7(1)：1.

［8］ NEMA standards publication NU 2-2018 — performance measurements of positron emission tomographs (PET)［S］. Rosslyn，VA：National Electrical Manufacturers Association，2018.

［9］ Sui XL，Liu GB，Hu PC，et al. Total-body PET/computed tomography highlights in clinical practice：experiences from Zhongshan Hospital，Fudan University［J］. PET Clin，2021，16：9-14.

［10］ Alberts I，Hünermund JN，Prenosil G，et al. Clinical performance of long axial field of view PET/CT：a head-to-head intra-individual comparison of the Biograph Vision Quadra with the Biograph Vision PET/CT［J］. Eur J Nucl Med Mol Imaging，2021，48(8)：2395-2404.

第三章

全身 PET/CT 快速扫描的临床应用

常规 PET 的轴向视野为 15～30 cm,要完成从颅顶到大腿中部的扫描需要 5～9 床位,按照欧洲核医学协会指南推荐的 3.7 MBq/kg 注射^{18}F - FDG,采集速度为 2～3 min/床位,约需要 10～30 min 的采集时间。这使得不能长时间静卧或者难以配合者无法完成 PET/CT 检查。理论上测算,具有 194 cm 轴向视野的全身 PET/CT(TB PET/CT)的探测效率是具有 20 cm 轴向视野 PET/CT 的 40 倍,由此可将成像时间减少至 1/40,并维持信噪比不变,全身检查可以在 15～30 s 内完成,为 PET/CT 能够服务于更多的患者带来了契机。基于此,我们对 TB PET/CT (uEXPLORER)快速扫描在临床实践中的可行性进行了探索。

第一节 ^{18}F - FDG TB PET/CT 快速扫描的可行性研究

一 快速扫描方案的建立

对 19 例行^{18}F - FDG TB PET/CT (uEXPLORER,上海联影医疗科技有限公司)肿瘤显像患者的影像资料进行分析。按照 4.4 MBq/kg 标准给患者注射^{18}F - FDG,休息约 60 min 后行 PET 显像,图像采集时长为 5 min。首先使用所有 5 min 的数据重建 PET 图像,并进一步切割成采集时长为 180 s、120 s、60 s、30 s 和 18 s 的重建时间组,以模拟快速采集场景。由 2 名经验丰富的核医学医生采用主观和客观评价方法对图像质量进行评价。

对比分析的结果显示,采集时长为 180 s 组和 120 s 组的图像质量显著优于 60 s 组、30 s 组和 18 s 组(P 均<0.05),而 180 s 组和 120 s 组间的图像质量无显著差异($P=0.21$),由此可以推断 TB PET/CT 采集时长为 2 min 能获得临床满意的图像质量。在直径为 6.6～130 mm 范围内的 109 个病灶中,以 5 min 重建的影像为参照,180 s 组、120 s 组和 60 s 组的病灶检出率均为 100%,当采集时间缩短至 30 s 和 18 s 时,病灶检出率分别下降至 91.7% 和 78.0%。究其原因,可能为采集时长过短造成光子计数较低,进而导致噪声增加。事实上,除了采集时长,病灶检出率也取决于病灶与周围背景的对比度、病灶大小及形态、阅片者经验等。值得注意的是,尽管快速采集会导致噪声过高和图像质量不佳,但是 60 s 采集时长的图像质量仍能满足诊断的基本需求。同时还发现,30～45 s 的 TB PET/CT 快速采集获得的图像质量与常规数字 PET/CT(uMI 780,上海联影医疗科技有限公司)按照常规条件

采集的图像质量相当。

二　快速扫描方案的验证

为验证 TB PET 快速扫描的可行性,对一组注射[18]F - FDG 剂量为指南推荐剂量最低值(3.7 MBq/kg)患者 30 s 重建图像与 300 s 采集时长图像所提供的诊断信息进行了对比性研究。回顾性分析 88 名疑似肿瘤患者的临床信息和术前进行常规剂量[18]F - FDG TB PET/CT(uEXPLORER)检查的影像资料,按照 3.7 MBq/kg 标准给患者静脉注射[18]F - FDG,在注射后约 60 min 行 TB PET/CT 显像并采集 300 s,获得的数据进行采集全程 300 s(G300)和初始 30 s(G30)的 PET 图像重建,比较两组图像质量和诊断效能,将显像后 4 周内的术后病理诊断作为"金标准"。所有 PET 图像使用有序子集最大期望值法重建,参数如下:飞行时间(time of flight,TOF)和点扩展函数(point spread function,PSF)建模;2 次迭代,20 个子集;192×192 矩阵;层厚 2.89 mm;重建视野 600 mm(体素大小 3.125 mm×3.125 mm×2.89 mm),高斯后滤波 3 mm,并采用低剂量 CT 进行衰减校正和散射校正,以减少患者的辐射暴露。其采集及重建参数为:管电压 120 kV,管电流 9 mAs,螺距 1.0125,层厚 3 mm,层间距 3 mm。诊断 CT 采集及重建参数为:管电压 120 kV,管电流调制技术,螺距 0.9625,1 mm 层厚,1 mm 层间距,所有检查均未使用静脉或口服对比剂。

PET/CT 图像质量评估由两名具有 10 年[18]F - FDG PET/CT 影像诊断经验的核医学医师完成。两位阅片者采用 5 分法分别独立评估了 G300 和 G30 PET 整体图像质量,得分≥2 分的图像可用于诊断,无需重新扫描。两名阅片者一起仅对术后获得病理结果的病灶进行诊断分析,PET/CT 图像上发现但未经病理证实的病灶不在此列。同时对手术病理证实的淋巴结转移病灶进行诊断,对于每个病灶的诊断结果都进行讨论并达成共识,在意见分歧的情况下,请资历较高的医生加入讨论,每个病灶都给出良性或恶性的诊断。阅片者不知晓患者的病史,图像的阅读顺序被随机化以减少可能的偏差。

88 例患者具有术后病理证实的病灶共计 148 个,其中良性 38 个,恶性 110 个。在 4 例无恶性肿瘤的患者中发现了 4 个良性病灶,每例患者一个(分别为肝脏炎性假瘤、胆囊炎、腹膜后副神经节瘤和左大腿血管脂肪瘤);其余 84 例患者中有良性病灶 34 个(肝脏炎症 1 个、回盲部炎性肉芽肿 1 个、肾上腺嗜铬细胞瘤 1 个,淋巴结炎 31 个),恶性病灶 110 个(80 例患者的 83 个原发肿瘤病灶和 21 例患者的 27 个转移灶),其中 4 个转移灶源自既往的恶性肿瘤。在 83 例原发性肿瘤中,1 例患者同时患有胃和结肠原发性恶性肿瘤,另 1 例患者有两个原发性肺部肿瘤,还有 1 例患者患有两个结肠原发病灶,其余患者各有一个病灶,包括结肠 27 例,肺 19 例,胃 13 例,肝脏 8 例,胰腺 4 例,食管 3 例,十二指肠 2 例,肝门胆管、胆囊、咽喉、乳腺、卵巢、腹腔(多形性未分化肉瘤)和盆腔(乳头状尿路上皮癌)各 1 例。27 个转移灶中,结肠癌肝转移 3 个,直肠癌肠系膜癌结节 2 个,乳腺癌肝转移 1 个,卵巢癌直肠转移 1 个,肾癌脑转移 1 个、胰腺癌腹腔转移结节 1 个,淋巴结转移 18 个。

研究结果显示 G300 的图像质量平均评分(4.8±0.4)显著高于 G30(2.8±0.7,$P<$0.001)。G300 和 G30 图像质量的评价者间一致性加权 kappa 值分别为 0.781(95% 可信区间为 0.614~0.949)和 0.758(95% 可信区间为 0.637~0.880)。只有 2 例 G30 组的患者图像质量评分为 1 分,其中 1 例患者的可能原因是超重,体重为 82 kg,体重指数(body mass index，BMI)为 29.4 kg/m²，注射剂量为 3.56 MBq/kg。G300 组和 G30 组具有可接受诊断质量的图像比率分别为 100%(88/88) 和 97.73%(86/88)，两组间差异无统计学意义(P = 0.497)，这表明大多数 G30 图像可用于临床诊断。在诊断效能方面，G300 组的灵敏度为 89.09%，特异性为 52.63%，阳性预测值(positive prediction value，PPV)为 84.48%，阴性预测值(negative prediction value，NPV)为 62.50%，总体准确率为 79.73%；G30 组的相应灵敏度为 86.36%，特异性 52.63%，PPV 为 84.07%，NPV 为 57.14%，总体准确度为 77.70%，两组之间差异无统计学意义。

¹⁸F-FDG 是一种非特异性显像剂，一些恶性肿瘤如高分化的肝细胞癌、肾脏透明细胞癌等并不摄取或摄取很少的 ¹⁸F-FDG，因此可导致假阴性结果；对于某些疾病如炎症性病变，摄取 ¹⁸F-FDG 明显可导致假阳性结果，而且基于 ¹⁸F-FDG PET/CT 显像的诊断在一定程度上依赖于 CT 影像和阅片者的经验。该研究将 G300 和 G30 PET 图像与同时获得的 CT 图像相结合，用于 PET/CT 诊断。G300 的准确率(79.73%)高于 G30(77.70%)，但差异无统计学意义，与文献报道常规 PET/CT 对各种肿瘤诊断的准确率为 73.8%~88.9% 的结果相当。说明在图像质量不低于常规数字 PET/CT 采集图像的前提下，常规剂量 TB PET/CT 30 s 采集用于肿瘤患者的显像具有可行性(图 3-1)。对于一些恶性肿瘤患者，尤

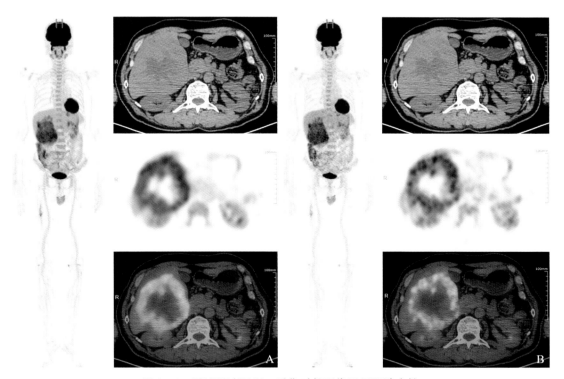

图 3-1　TB PET/CT 30 s 采集时长图像显示肝脏病灶

男性，57 岁。体检发现 AFP>3000 ng/mL，NSE 19.99 μg/L，CA50、SCC、CA242 均阴性。腹部超声和 MRI 检查均提示肝脏右叶原发性肝癌可能。既往有乙肝病史。TB PET/CT 300 s 图像(A)和 30 s 图像(B)均考虑肝脏右叶恶性肿瘤。术后病理：肝细胞肝癌，分化Ⅱ级。

其是危重症患者由于疼痛或其他原因不能很好地配合者,能够通过快速 PET/CT 扫描获益。但众所周知,在注射相同剂量的^{18}F - FDG 时,采集时间越长,图像质量越好。TB PET/CT 所具有的高灵敏度为临床实践提供了更多可选择的采集方案,快速扫描只是可选择的方案之一,为适宜的人群提供更多的获益。

欧洲核医学协会指南建议^{18}F - FDG 给药剂量是基于患者体重的线性剂量方案,当体重≥75 kg 时患者肝脏的信噪比(SNR)将下降,是由于过度衰减和散射而导致图像质量下降。复旦大学附属中山医院核医学科基于 TB PET 的前期研究,提出注射^{18}F - FDG 剂量基于 BMI 的线性剂量优化方案,使图像质量对于不同体型的患者均维持在同一水平,能够在降低剂量的同时保证图像质量满足临床诊断需求。TB PET/CT 30 s 快速采集是基于欧洲核医学协会指南推荐的^{18}F - FDG 全剂量注射方案,如果注射部位有显像剂残留者,实际进入体内的显像剂量低于预期,需要在 30 s 的基础上适度增加采集时间。因此,采集方案并非是一成不变的,需要根据具体应用场景进行适时的再优化。

(张一秋　何依波　石洪成)

第二节　^{18}F - FDG TB PET/CT 快速扫描的临床应用

一　选择个性化采集条件

在复旦大学附属中山医院核医学科,患者进行 PET/CT 检查前,医师要进行详细的病史采集并确定检查的目的、明确关注的重点,再基于此从多台可选择的 PET/CT 设备中选择最为适宜者进行检查。选择 TB PET/CT 进行检查者,根据病情明确注射显像剂的剂量和采集时间。例如,需要进行四肢显像的黑色素瘤患者、疑似四肢转移瘤或淋巴瘤等患者,优先选择 TB PET/CT 检查以发挥超长视野的优势;儿童患者优先选择 TB PET/CT 检查以发挥低剂量或超低剂量的优势;难以长时间静卧或者躁动者,优先选择 TB PET/CT 发挥快速扫描的优势。TB PET/CT 的优势还在于 PET 与 CT 扫描顺序也可以根据患者的身体状况进行个性化设置,扫描顺序通常是 CT 定位片、衰减校正 CT(attenuation correction CT,ACCT)、PET 采集和诊断 CT 扫描。如果担心患者难以全程配合,可以在 CT 定位片和 ACCT 完成后先扫诊断 CT,之后再行 PET 采集。如需进行增强 CT 扫描,可在 PET 扫描后进行,诊断性 CT 检查可根据临床需要进行调整,特殊情况下可采用 ACCT 替代诊断性 CT。

二　TB PET/CT 快速扫描的实施

具有躁动、剧烈咳嗽、疼痛等原因不能长时间固定体位时,优先选择全剂量快速扫描方案。在上机检查前负责医疗安全和扫描方案确认的跟机医师需要对患者进行再次评估,目的在于确保检查过程中患者的安全,并获得满足诊断需求的图像质量。常规情况下,推荐双上肢抱头采集;双上肢有疑似病变者,推荐双上肢自然下垂放置身体两侧或环抱置于胸前进行采集。扫描顺序,按照常规先扫描 CT 定位片,然后采集自颅顶到足尖的全身 ACCT

和 PET 图像,完成 PET 图像采集后,跟机医师确定诊断 CT 覆盖的范围。在双下肢没有疑似病变时,诊断 CT 只需要按照常规数字 PET/CT 显像的范围从颅顶至大腿中部,对于双下肢有疑似病变者,诊断 CT 的采集范围根据需要适度调整。在检查过程中,PET 预设扫描时长为 3 min,可根据患者病情变化随时终止扫描;强迫体位的患者,尽可能地"顺势而为",满足患者的"舒适感"(图 3 - 2)。如果在采集过程中患者不能耐受完成检查,可随时中断 PET 检查,如患者采集过程中未发生位移,可根据所完成的时长进行 PET 图像重建(图 3 - 3)。部分危重症患者或者检查过程中出现意外而终止 PET 检查后,无法再次采集诊断 CT 者,可用 ACCT 图像与 PET 图像融合用于完成临床诊断(图 3 - 4)。

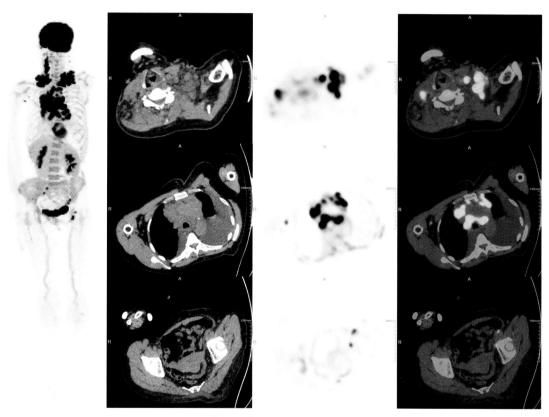

图 3 - 2　强迫体位患者的 TB PET/CT 快速扫描图像

女性,64 岁。病理诊断为外周 T 细胞淋巴瘤,非特殊型。不能长时间平卧,采用侧卧位采集,PET 注射全剂量行快速扫描,PET 预设并完成 3 min 时长采集,顺序为 CT 定位片、ACCT、PET 和诊断 CT。TB PET/CT 诊断考虑为淋巴瘤累及双侧颈部、锁骨区、腋窝、纵隔、双侧肺门、盆腔及左侧腹股沟淋巴结。

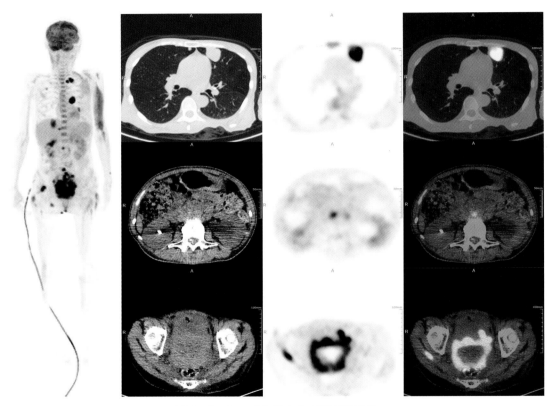

图 3-3　87 s 采集的全身 PET/CT 影像

　　女性,47 岁。宫颈癌行放化疗等综合治疗后。2 周前意外摔伤后脑出血,出现幻听、幻视,急诊对症治疗至今。因不能耐受检查,预设 PET 采集时长为 3 min,实际采集 87 s 时因患者不能耐受而终止。TB PET/CT 考虑诊断为宫颈癌侵犯子宫体部、膀胱及双侧输尿管下段伴其上方尿路积水、盆腔种植转移、腹膜后淋巴结转移、两肺多发转移。

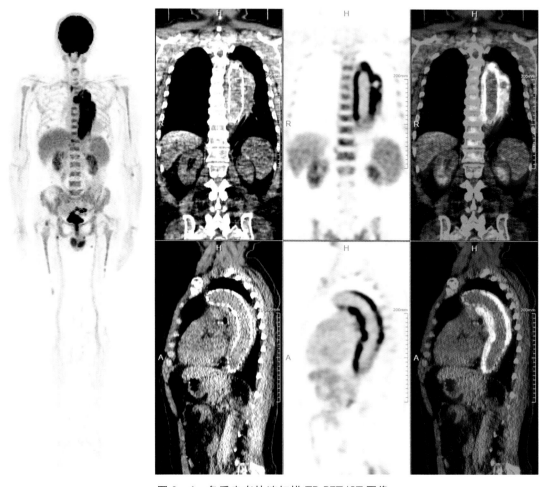

图 3-4 危重患者快速扫描 TB PET/CT 图像

男性,57 岁。因主动脉夹层行两次支架术后,伴间断咯血。PET/CT 采集顺序 CT 定位片、ACCT、PET,PET 预设采集 3 min,实际采集至 93 s 时因咯血而终止检查并送急诊救治,未能行诊断 CT 采集。PET/ACCT 融合图像完成临床诊断,考虑为主动脉夹层食管瘘伴支架毗邻主动脉壁炎症可能。

来自急诊科的重症患者,病史采集时无可疑双下肢病变时,可选择先诊断 CT 扫描再行 PET 扫描的模式,诊断 CT 扫描范围按照常规自颅顶至大腿中段,再常规预设 2 min 甚至更短时间进行 PET 快速扫描(图 3-5)。其优势在于当患者在 PET 扫描过程中遇到突发情况需终止检查时,可以利用已经采集的 PET 数据进行重建,并与诊断 CT 融合进行临床诊断。

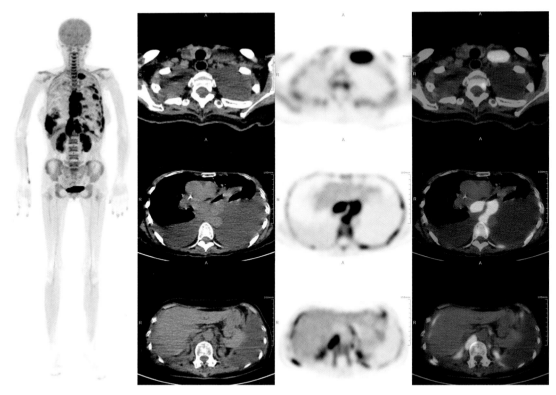

图 3-5　急诊患者 2min 快速 TB PET/CT 显像

　　女性,59 岁。左颈部淋巴结活检及骨穿病理确诊为淋巴瘤 3 个月,基线 PET/CT 检查提示淋巴瘤累及中后纵隔及双侧肺门、左侧颈根部、双侧锁骨区、纵隔、双侧膈脚后、腹膜后、盆腔及双侧腹股沟淋巴结、左侧肱骨中上段髓腔内及第 2 腰椎右侧缘。化疗 3 个疗程后拟行疗效评估。因纳差和进食后呕吐半个月至急诊科就诊并行 TB PET/CT 疗效评价。PET 预设 2 min 快速扫描并完成检查,采集顺序为 CT 定位片、ACCT、诊断 CT 和 PET。TB PET/CT 结果显示中后纵隔病灶较前缩小,糖代谢减低,肿瘤代谢仍活跃;新增双侧胸膜受累;左侧锁骨区、双侧膈脚后、肝胃间隙淋巴结较前进展,余颈部及锁骨区、腔静脉气管间、腹膜后、肠系膜根部、盆腔及双侧腹股沟病变淋巴结较前明显好转,左侧肱骨中上段髓腔内及第 2 腰椎右侧缘病灶消失。

三　从 TB PET/CT 长时间采集图像中截选短时优质图像

　　在注射剂量固定的前提下,扫描时间越长其图像质量越佳。在临床实践中,注射常规剂量[18]F-FDG 者,如果患者一般状况良好,能完全配合检查,常规选择采集 5 min,以达到最优的图像质量(图 3-6)。如果患者在图像采集过程中发生明显移动,可以通过选择不同时间窗的图像重建,优选出满足诊断需求的短时间采集图像;如果在图像采集过程中患者发生特殊情况而终止检查,可以在采集到的信息中优选出重建图像,以满足诊断需求(图 3-7)。

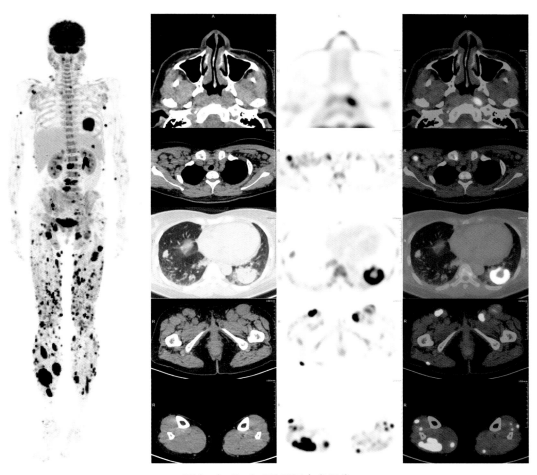

图 3-6 5 min TB PET 全身显像

女性,55 岁。发现皮下结节 5 年余,近期结节增大伴数量增多。因四肢疑似有病灶行 TB PET/CT 检查。患者一般状况可,PET 预设并完成 5 min 采集。采集顺序为 CT 定位片、ACCT、诊断 CT 和 PET。TB PET/CT 提示为淋巴瘤累及全身多处淋巴结、鼻咽、舌部、左乳、两肺、腹盆腔腹膜、全身多处皮下软组织及肌肉,多处骨骼受累伴第 2、4 腰椎病理性骨折。

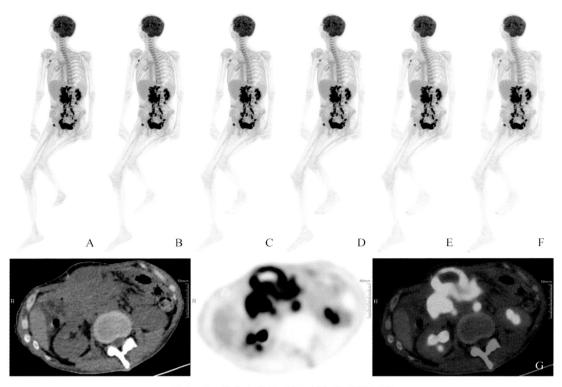

图 3-7　位移患者重建短时间 TB PET 图像

　　男性,39 岁。曾因腹腔低分化腺癌,行肿瘤切除及部分胃肠道切除,化疗联合靶向治疗后再分期。PET 预设并完成 3 min 采集,但在检查过程中患者发生明显移动(A)。采集顺序为 CT 定位片、ACCT、诊断 CT 和 PET。在重建 90 s(B)、75 s(C)、60 s(D)、45 s(E)和 30 s(F)图像发现均无明显位移影响,采用 90 s 图像(B、G)用于诊断。TB PET/CT 提示为腹腔肿瘤局部复发转移,伴腹盆腔、腹膜后、右侧膈脚后、右侧内乳区、右侧腋窝淋巴结转移,左肺转移可能。

　　综上所述,全剂量 ^{18}F - FDG TB PET/CT 不低于 30 s 的快速采集或短时重建图像拓展了核医学服务临床的能力,使得危重症、不能久卧位者也能基于个性化 TB PET/CT 扫描方案完成检查;在检查过程中发生移动的患者,可通过短时间重建图像选择出满足诊断需求的图像,从多维度保证患者的获益。

(张一秋　何依波　石洪成)

主要参考文献

[1] Badawi RD, Shi H, Hu P, et al. First Human Imaging Studies with the EXPLORER total-body PET scanner [J]. J Nucl Med, 2019,60(3):299 - 303.

[2] Cherry SR, Jones T, Karp JS, et al. Total-body PET:maximizing sensitivity to create new opportunities for clinical research and patient care [J]. J Nucl Med, 2018,59(1):3 - 12.

[3] Zhang Y, Hu P, Wu R, et al. The image quality, lesion detectability, and acquisition time of ^{18}F -

FDG total-body PET/CT in oncological patients [J]. Eur J Nucl Med Mol Imaging，2020，47(11)：2507 − 2515.

[4] Hu P，Zhang Y，Yu H，et al. Total-body ^{18}F − FDG PET/CT scan in oncology patients：how fast could it be? [J]. Eur J Nucl Med Mol Imaging，2021，48(8)：2384 − 2394.

[5] Zhang Y，Hu P，He Y，et al. Ultrafast 30-s total-body PET/CT scan：a preliminary study [J]. Eur J Nucl Med Mol Imaging，2022，49(8)：2504 − 2513.

[6] Crivellaro C，De Ponti E，Elisei F，et al. Added diagnostic value of respiratory-gated 4D ^{18}F − FDG PET/CT in the detection of liver lesions：a multicenter study [J]. Eur J Nucl Med Mol Imaging，2018，45(1)：102 − 109.

[7] Kim JY，Kim MH，Lee TY，et al. Clinical role of ^{18}F − FDG PET − CT in suspected and potentially operable cholangiocarcinoma：a prospective study compared with conventional imaging [J]. Am J Gastroenterol，2008，103(5)：1145 − 1151.

[8] Taralli S，Scolozzi V，Foti M，et al. ^{18}F − FDG PET/CT diagnostic performance in solitary and multiple pulmonary nodules detected in patients with previous cancer history：reports of 182 nodules [J]. Eur J Nucl Med Mol Imaging，2019，46(2)：429 − 436.

[9] Kubiessa K，Purz S，Gawlitza M，et al. Initial clinical results of simultaneous ^{18}F − FDG PET/MRI in comparison to ^{18}F − FDG PET/CT in patients with head and neck cancer [J]. Eur J Nucl Med Mol Imaging，2014，41(4)：639 − 648.

[10] Nardo L，Schmall JP，Werner TJ，et al. Potential roles of total-body PET/computed tomography in pediatric imaging [J]. PET Clin，2020，15：271 − 279.

[11] Zhao YM，Li YH，Chen T，et al. Image quality and lesion detectability in low-dose pediatric ^{18}F − FDG scans using total-body PET/CT [J]. Eur J Nucl Med Mol Imaging，2021，48(11)：3378 − 3385.

[12] Delbeke D，Coleman RE，Guiberteau MJ，et al. Procedure guideline for tumor imaging with ^{18}F − FDG PET/CT 1.0 [J]. J Nucl Med，2006，47(5)：885 − 895.

[13] Boellaard R，Delgado-Bolton R，Oyen WJ，et al. FDG PET/CT：EANM procedure guidelines for tumour imaging：version 2.0 [J]. Eur J Nucl Med Mol Imaging，2015，42(2)：328 − 354.

[14] Xiao J，Yu H，Sui X，et al. Can the BMI-based dose regimen be used to reduce injection activity and to obtain a constant image quality in oncological patients by ^{18}F − FDG total-body PET/CT imaging [J]. Eur J Nucl Med Mol Imaging，2021，49(1)：269 − 278.

第四章

全身 PET/CT 在分析药物体内分布中的应用

　　PET/CT 的优势之一是能够定量分析显像剂在体内的分布、代谢及清除过程，从分子水平反映肿瘤的代谢、血流灌注、增殖、受体表达及配体-受体结合等一系列病理生理学过程。^{18}氟-脱氧葡萄糖[2-(^{18}F)Fluoro-2-deoxy-D-glucose，^{18}F-FDG]PET/CT 显像及半定量参数标准化摄取值(standardized uptake value，SUV)已在肿瘤诊治中得到广泛应用并发挥了重要作用。但注射后较长时间(约 60 min)的静态显像只能反映显像剂注入体内后某个时间点的有限信息。基于 PET 动态显像能够定量分析显像剂的血流灌注、转运、组织摄取、滞留及再释放等环节的关键特征，无创性地再现肿瘤生物代谢动力学的完整过程，提升对肿瘤的精准诊疗水平。

　　基于 PET/CT 动态显像分析放射性药物代谢动力学参数的价值体现在：首先，获得放射药物即显像剂到达靶点和疾病生物学特征等方面的信息。以^{18}F-FDG PET 的动力学参数为例，可获得放射性药物由血液转运至肿瘤细胞的速率、肿瘤的糖代谢率以及肿瘤病灶中^{18}F-FDG 与代谢底物间相互转化的平衡或不平衡等动态信息，这些信息对预测肿瘤疗效和患者的生存期具有重要价值。其次，放射性药物的动力学参数分析有助于深入理解 PET 影像。例如，肿瘤组织中^{18}F-FDG 的滞留可持续至药物注射后的数小时，注射显像剂 1 h 后肿瘤的 PET 影像是组织中游离^{18}F-FDG 及其磷酸化代谢物(^{18}F-FDG-6-P)共同的结果，静态显像无法区分；而动态显像及其代谢动力学分析可利用上述过程的时间变化信息，计算组织细胞内^{18}F-FDG 向^{18}F-FDG-6-P 的转化速率，基于此，准确地评估肿瘤的糖代谢率。据报道，肿瘤的糖代谢率对预测肿瘤疗效有重要价值。再者，药物代谢动力学分析有助于弥补静态影像分析的不足。比如，部分^{18}F-FDG 高代谢的肿瘤，^{18}F-FDG-6-P 的滞留时间较长，在注射显像剂后 1 h 左右的时间窗显像，微小的时间变化会导致肿瘤 SUV 的显著变化，影响基于 SUV 的变化评价疗效的准确性，甚至产生误导性结果。而药物动力学参数分析可弥补此不足。还有，基于动力学参数分析结果，有助于确定不同显像剂的最佳显像时间。

　　常规 PET/CT 的轴向视野(axial field of view，AFOV)为 15～30 cm，因不能同时获得全身动态影像信息而无法满足药物代谢动力学分析的基本需求。近年来，以上海联影医疗科技股份有限公司生产的"uEXPLORER"(AFOV=194 cm)和西门子公司生产的"Quadra"(AFOV=106 cm)为代表的长轴向视野 PET/CT 的临床应用，为基于 TB PET/CT 分析药物代谢动力学分布的研究奠定了基础。

第一节　临床药理相关药物代谢动力学理论要点

传统临床药理学的主要任务是研究药物与机体间相互作用的规律,包括药物效应动力学和药物代谢动力学。前者简称药效学,主要研究药物对机体的作用及其规律,阐明药物防治疾病的机制;后者简称药动学,主要研究机体对药物的处置随时间的动态变化过程,包括药物在机体内的吸收、分布、生物转化(或称代谢)及排泄过程,特别是药物浓度随时间变化的规律。本节简要介绍与 PET 代谢动力学相关的药物代谢动力学的相关内容。

一　临床药理房室模型理论要点

(一)房室模型

临床药理学的核心思想是药物必须在其作用部位达到一定浓度才能发挥特有的药理作用而产生相应的效应,而药物在作用部位的浓度时刻都因药物的吸收、分布、代谢和排泄过程而发生着复杂变化。药物的代谢动力学分析可通过房室模型和非房室模型途径实现,后者数学算法复杂,在此不做赘述。房室模型的概念是将机体视为一个系统,系统内部按动力学特点分为若干房室。房室为一个假设空间,其划分与解剖学或生理学功能无关,只要体内某些部位的药物转运速率相同,均视为同一室。多数情况下,药物可进、出房室,故而称为开放性房室系统。

开放性房室模型分为两种。

1. 开放性一室模型　　给药后体内药物瞬间在各部位达到平衡,即血液浓度和全身各部位浓度迅速达到平衡,可看做一室模型(图 4-1A)。图中 D 为用药剂量,K_a 为吸收速率常数,C 为血药浓度,V_d 为表观分布容积,CV_d 为体内药物总量,K_e 为消除速率常数,E 为消除药量。

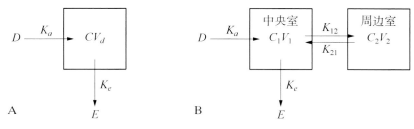

图 4-1　开放性一室模型和二室模型

2. 开放性二室模型　　在多数情况下,某一部位的药物浓度迅速与血液中的药物浓度达到平衡,而在另一些部位中的转运相对延后,但转运速率相近。其中迅速和血液浓度达到平衡的部位归为中央室,包括全血和血供丰富的组织脏器,如肾、脑、心、肝等;延迟达到平衡的部位归为周边室,如血液供应少以及血流缓慢的肌肉、皮肤、脂肪等;这种方式的模型称为二室模型(图 4 - 1B)。中央室和周边室之间的转运是可逆的，K_{12} 表示药物由中央室转运至周边室的一级速率常数；K_{21} 表示药物由周边室转运至中央室的一级速率常数。当分布达到平衡时，两室的转运速率相等，即 $K_{12}=K_{21}$。大多数药物在体内的转运和分布符合二室模型。

3. 开放性三室模型和其他复杂房室模型　若转运到周边室的速率仍有明显的快慢之分，就称为三室模型(图 4 - 2A)。除此之外，某些药物的代谢动力学遵循更为复杂的房室模型，如某些药物按其转运速率符合二室模型，但其消除不仅可通过中央室，还经周边室消除(图 4 - 2B)。甚至某些二室模型或三室模型的药物仅通过周边室进行消除(图 4 - 2C 和图 4 - 2D)。以上模型均只适用于静脉给药途径，对于非静脉给药的药物代谢，如口服给药，药物在达到中央室之前，势必经过一个周边室吸收，部分未吸收的药物可从该周边室消除，吸收的药物转运至中央室，然后再按一室模型或二室模型进行分布和代谢(图 4 - 2E)。

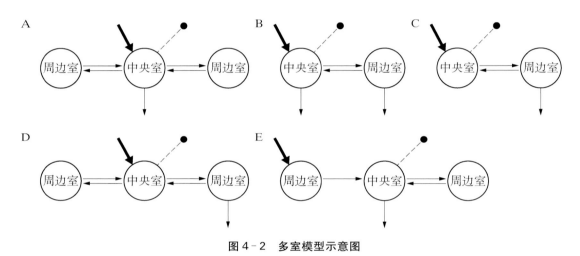

图 4 - 2　多室模型示意图

图中黑色粗箭头表示给药，带圆点虚线表示采样。

需要指出的是，"房室"并非机体内的解剖学空间，而且房室模型也不是药物特定的药代动力学指标，采血时间的设定、药物浓度分析方法等多种因素都会影响房室模型的判定，故在临床实践中多已采用非房室模型。

(二) 分布与消除

对于大多数药物，一次快速静脉注射后，血药浓度-时间曲线呈双指数式衰减，分为两个时相，呈现二室模型分布的特征。

1. 分布相　也称 α 相，给药后血药浓度迅速下降，提示药物迅速随血流进入中央室，然后再分布到周边室，也有少部分药物经代谢、排泄而清除。该时相主要与药物分布有关，故而称为分布相(图 4 - 3)，α 为分布相速率常数。

2. 清除相　也称 β 相，药物分布逐渐达到平衡后，血药浓度的下降提示药物从中央室清除。周边室的药物浓度则按动态平衡规律，随着血药浓度按比例减低，因而该段近似直线，称为清除相或 β 相，β 为清除速率常数。

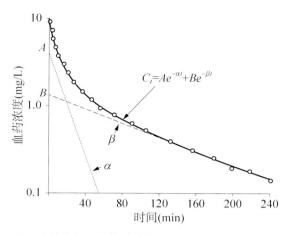

图 4-3　静脉注射药物二室模型的药物浓度-时间曲线及相关参数计算

反映二室模型动力学过程的数学方程为:

$$C_t = Ae^{-\alpha t} + Be^{-\beta t}$$

C_t 为时间 t 时的血药浓度,α 为分布速率常数,β 为消除速率常数,分别反映药物在体内的分布及消除速度。B 为药物浓度-时间曲线中 β 相段外延至纵坐标(药物浓度)的截距。将实验中实际测得的血浆药物浓度值减去 β 相段上各段相应时间点的数值,再将其差值在同一药物浓度-时间图上作图得一直线,该直线外延与纵坐标的截距即为 A(图 4-3)。方程中 A 和 α,B 和 β 均可通过基于最小二乘法的回归方程计算得到。

(三) 消除动力学

1. 一级消除动力学　是指体内药物在单位时间内消除的百分比不变,即单位时间内消除的药量与血药浓度呈正比,一级动力学消除的药物在药物浓度-时间曲线呈曲线(图 4-4)。

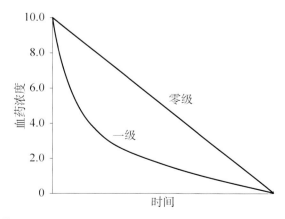

图 4-4　药物零级消除动力学和一级消除动力学药物浓度-时间曲线示意图

绝大多数药物在体内按一级动力学消除，其半衰期为一常数。一级消除动力学方程如下：

$$\text{Log}C_t = \frac{-k_e t}{2.303} + \text{Log}C_0$$

其中 C_t 表示时间 t 时的血药浓度，k_e 为消除速率常数，C_0 为初始血浆药物浓度。

2. 零级消除动力学　是指药物在体内以恒定的速率消除，即无论血浆药物浓度高低，单位时间内消除的药物量不变，此时药物浓度-时间曲线呈直线（图 4 - 4），通常是由于药物在体内的消除能力达到饱和所致。零级消除动力学方程如下：

$$C_t = -k_0 t + C_0$$

其中 C_t 表示时间 t 时的血药浓度，k_0 为零级消除速率常数，C_0 为初始血浆药物浓度。

二　临床药理药物代谢动力学分析的方法

药物动力学研究分为两部分：一是临床前药物动力学研究；二是临床药物动力学、生物利用度和生物等效性研究。在进行药物动力学研究之前应首先明确研究目的，根据不同药品的特点和具体情况进行科学合理的试验设计。传统临床药物动力学研究包括以下几个步骤：根据试验目的和待测样品的理化性质建立合适的体内药物浓度测定方法并进行测定；根据体内药物浓度的测定数据进行房室模型拟合；计算药物动力学基本参数；最后由药物动力学基本参数推测药物体内的动力学变化规律，指导临床合理用药。

（一）体内药物浓度测定

1. 生物样品的种类、取样和储存　根据试验目的及待测药物的理化性质决定样品采集方式。体内药物分析常用的生物样品种类包括血浆、血清、全血、尿液、唾液和粪便。特殊情况下也可采用乳汁、泪液、脑脊液、胆汁、羊水以及各种组织作为分析样品。取样点设计的合理性是影响药物动力学研究的重要因素，其设计应兼顾吸收相、分布相和消除相，通常可安排 9～13 个点，包括吸收相 2～3 个点、达峰浓度附近 2～3 个点、分布相 2～3 个点、消除相 4～6 个点，采样时间至少应持续 3～5 个药物半衰期或持续至血药峰浓度的 1/20～1/10。为避免样品中被测药物发生分解或其他化学变化，取样后最好立即进行分析测定；但实际工作中常用冷藏、冰冻等方式先收集样品，测定前再溶化后使用。

2. 生物样品的测定前预处理　生物样品是否需要进行纯化处理取决于样品中所含杂质情况和使用的测定方法。在进行体内药物及其代谢测定时，除了少数情况下可取样品直接测定外，大部分需要进行预处理后方可进行测定，其方法一般包括以下几个步骤：①样品均匀化；②去除蛋白质；③生物样本中药物及其代谢物的萃取；④生物样本中待测组分的富集；⑤生物样本中待测组分的衍生化；⑥必要时需对待测组分进行化学改性处理，以便为准确测定创造良好条件。

3. 生物样品药物分析方法的选择　由于体内药物浓度低、干扰因素多以及采样量小等原因，为了解药物在体内的吸收、分布和消除动力学特点，必须建立一个灵敏、精确、可靠的测定人体生物样品中药物浓度的方法，主要有以下几类：①光谱分析法，包括比色法、紫外分光光度法和荧光分光光度法；②色谱法，包括薄层色谱法、气象色谱法和高效液相色谱法；③高效毛细管电泳法；④免疫分析法；⑤同位素法；⑥生物检定法。体内药物分析方法的选择,需要根据药物的结构、理化性质、体内药物浓度大小、干扰成分的多少、样品预处理方法、实验条件和目的等因素进行综合考虑。

4. 生物样品药物分析方法的验证　为了保证测定方法的可靠性,必须对测定方法进行验证,具体项目如下：①灵敏度,用最低检测浓度或定量限(limit of quantitation,LOQ)表示,要求能测出 3～5 个消除半衰期时血药浓度或能检出 C_{max} 的 $1/20～1/10$ 时的血药浓度；②特异性,必须能证明所测药物为原型药物或其代谢物,并能排除内源性物质、相应代谢物及杂质的干扰；③精密度,用日内及日间变异系数(RSD)衡量,要求标准曲线范围内选择低(接近 LOQ)、中和高(接近上限)三个浓度,每个浓度重复测定 5 次,计算各自的 RSD,RSD 应<15%,接近 LOQ 时 RSD 也应<20%；④准确度(相对回收率),用质控样品的实测浓度与真实浓度的偏差表示,同样在标准曲线范围内选择低、中和高三个浓度,每个浓度重复测定 5 次,偏差应<15%,接近 LOQ 时<20%；⑤提取回收率(绝对回收率),应考察高、中、低浓度下提取回收率,一般应高于 50%；⑥标准曲线,不同生物样品应制备各自的标准曲线,至少由 5 个浓度组成,覆盖整个生物样品的浓度范围,不得外推,不能包括零点,标准曲线的相关系数(r)≥0.95；⑦样品稳定性,对保存在冷冻或室温条件下以及冻结-溶化过程中的样品应进行稳定性分析；⑧方法学质控,在测定生物样品中药物浓度时应进行质量控制,在每批样品测定时设定空白、低、中、高浓度管和制备标准曲线。

5. 项目内容　临床前药物动力学和临床药物动力学研究的具体内容有所不同,应根据具体试验药物和试验目的制定研究项目。

临床前药物动力学研究包括：①血药浓度-时间曲线；②组织分布试验；③血浆蛋白结合试验；④排泄试验；⑤结构转化试验；⑥对药物代谢酶的影响。对于多次给药的药物,需进行单次和多次给药的动力学研究,比较多次和单次给药的动力学差异。

新药Ⅰ期临床试验基于健康志愿者的药物动力学研究包括：①单次给药的药物动力学研究；②多次给药的药物动力学研究；③口服制剂还需研究进食对药物吸收的影响。

新药Ⅱ期和Ⅲ期临床试验的药物动力学研究包括：①新药在受试者体内的药物动力学研究,包括单次和多次给药的药物动力学研究,以了解病理状态对新药药物动力学的影响；②新药的代谢途径、代谢物结构及其药物动力学研究；③新药与其他药物相互作用的药物动力学研究；④特殊人群的药物动力学研究(如肝肾功能受损、年龄、种族等因素对药物动力学的影响)。

进行药物动力学研究时需注意实验动物或受试者的选择及例数、是否需禁食、试验药品、给药途径、给药剂量、服药后饮食、采样时间点的确定、生物利用度和生物等效性研究等。

(二) 房室模型的拟合

在对实(试)验测得的血药浓度或尿液浓度数据进行处理以求算动力学参数之前,需明确采用何种房室模型拟合,常用方法包括：①作图判断；②利用残差平方和判断；③用拟合优度决定系数 R^2 判断；④AIC(Akaike information criterion)法；⑤F 检验。以上方法的具体介绍可查阅相关药理学书籍。

模型的选择与实(试)验设计和药物浓度测定方法有关,药物的给药途径不同或测定方法不同,需选择的房室模型也不同,同组数据利用不同的房室模型拟合得到动力学参数可能会差异显著。实际工作中，多根据 AIC 法来判断房室模型，AIC 法判断有困难时，可选用 F 检验或离差平方和等方法。理论上，药物动力学模型可处理的房室数量不宜过多，一般不超过 3 个。

（三）药物动力学参数的计算

确定了房室模型后，接下来就是采用相应的公式计算药物动力学参数，如静脉给药的 $T_{1/2}$、V_d、K_e、AUC 和 CL 等，血管外给药的 K_a、$T_{1/2}$、C_{max}、T_{max}、AUC 和 F 等，水溶性药物的血管外给药的绝对生物利用度等，缓释、控释制剂应根据多次给药至稳态时的血药浓度-时间数据提供稳态时达峰时间 T_{max}、稳态峰浓度等。如前文所述，对于房室模型判断困难者或不适合房室模型分析的药物，体内过程符合线性过程者也可通过非房室模型进行动力学参数分析，具体可查阅药理学相关数据。

（四）药物体内变化规律的推测和结果评价

通过以上方法获得药物的动力学参数后，还需进一步对其体内动态变化规律进行推测，并对试验结果进行综合分析和评价。对于临床前药物动力学研究，应对药物在体内的代谢动力学特点进行综合性论述，包括吸收、分布、代谢和消除等特点；与血浆蛋白的结合程度，在体内的蓄积程度及主要蓄积器官或组织；经尿液、粪便和胆汁的排泄情况等。

临床药物动力学研究需根据动力学参数阐述药物在健康志愿者体内的动态变化过程，阐述相应疾病状态对药物动力学的影响，揭示其他药物对被测药物的影响及相互作用，了解特殊人群对药物动力学的影响，以及人体血药浓度和临床药物效应的相关性等，并对药物在体内的状况进行客观评价（如生物利用度、生物等效性等）。从而利用药物的动力学参数指导临床用药，计算诸如首剂量、维持剂量、给药间隔时间及制订各种给药途径下的用药方案等。通过药物体内动力学特性与体外动力学特性之间的关联，指导和评价药物制剂的设计和生产，尤其是根据药物浓度曲线的要求，探讨所需药物制剂在体内的释放规律，从而指导速释、缓释或控释制剂的研究等。

三 临床药理药物代谢动力学常用参数及临床意义

建立房室模型并通过数学方程拟合药代动力学测量数据的目的是获得一些能够表征药物分布、代谢和排泄过程中某些特征的半定量参数，以利于更好地了解药物性能并指导用药，常见的药物代谢动力学参数如下。

1. 消除半衰期　药物的消除半衰期（$T_{1/2}$）是指血浆药物浓度下降一半所需的时间，其长短可反映药物的清除速度。如前文所述，大多数药物按一级动力学消除，具有固定的消除半衰期，其计算公式如下。

$$T_{1/2} = 0.693/k_e$$

式中 k_e 为药物消除动力学常数。根据 $T_{1/2}$ 可确定药物的给药间隔。一般来说，$T_{1/2}$ 越长，给药间隔时间越长，反之亦然，通常给药间隔时间设定约为一个 $T_{1/2}$。若药物毒性小，可适当增加给药量，减少给药频率，同时又可在两次给药间隔保证充分的血药浓度。按一级动力学消除的药物，经过 5 个半衰期后，体内药物仅剩约 3%，说明药物可从体内基本清除。所以，如果按固定剂量、固定时间间隔给药，约 5 个半衰期后基本能达到稳态血药浓度，根据 $T_{1/2}$ 可以预测连续给药后达到稳态血药浓度的时间和停药后药物从机体基本清除所需的时间。

按零级动力学消除的药物,其消除半衰期计算公式如下:

$$T_{1/2} = 0.5 \times \frac{C_0}{k_0}$$

零级动力学消除的药物消除半衰期和血浆药物浓度呈正比,即给药量越大,$T_{1/2}$ 越长。

2. 清除率　清除率(clearance rate,CL)是指机体单位时间内清除药物的血浆容积,即单位时间内多少毫升的血浆中所含药物被清除,又称为血浆清除率。清除率以单位时间的容积(mL/min 或 L/h)表示,其计算公式如下。

$$CL = \frac{A}{AUC_{0 \to \infty}}$$

式中 A 为体内药物总量,AUC 表示药物浓度-时间放射性曲线下面积积分。一级动力学消除的药物,单位时间内消除恒定百分比的药物,所以清除率也是一个恒定值;但当体内药物清除能力达到饱和后按零级动力学清除时,单位时间内清除的药物总量是恒定的,清除率却是时刻变化的。

通常情况下清除率是体内肝脏、肾脏和其他所有消除器官清除药物的总和,称为总体清除率。如果仅计算某一脏器的药物清除率,则称为该器官的清除率,如肝脏清除率(CL_{liver})、肾脏清除率(CL_{kidney})等。

3. 生物利用度　经任何给药途径给予一定量的药物后达到全身血液循环的药物百分比称为生物利用度,其计算公式如下。

$$生物利用度(F) = \frac{A}{D} \times 100\%$$

式中 A 为体内药物总量,D 为用药剂量。

生物利用度除了反映进入全身循环药物量的多少外,还反映了药物进入全身循环的速度(图 4-5)。运用不同剂型的药物后,在血液内达到最高浓度的时间先后反映了生物利用

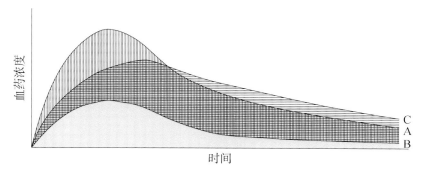

图 4-5　三种不同药物的生物利用度

A,吸收速度快,吸收完全;B,吸收速度与 A 相同,但吸收量远低于 A;
C,吸收量完全,但吸收速度慢于 A。

度的速度差异。

生物利用度可分为相对生物利用度和绝对生物利用度。生物利用度是通过比较药物在体内的量来计算,通常以血药浓度-时间曲线下面积(AUC)表示。静脉给药的生物利用度可认为是 100%,因此,以血管外给药(如口服)的 AUC 和静脉给药的 AUC 进行比较,可得到药物的绝对生物利用度。如对同一血管外给药途径的某种药物制剂(如不同剂型、不同厂家生产的相同剂型等)的 AUC 与标准制剂的 AUC 进行比较,可得到药物的相对生物利用度。

4. 表观分布容积　当血浆和组织内药物分布达到平衡后,体内药物按此时的血浆药物浓度在体内分布时所需体液容积称为表观分布容积(apparent volume of distribution,V_d)。

$$V_d = \frac{A}{C_0}$$

A 为体内药物总量,C_0 为血浆和组织内药物达到平衡时的血浆药物浓度。

由于药物在体内的分布不是均匀的,因此 V_d 并不是一个真正的容积空间,它只是当药物在体内所有部分都是按血浆药物浓度均匀分布时所需要的容积。根据 V_d 的大小可以估计药物在体内的分布情况。

表观分布容积的主要意义有:①根据药物的分布容积,可以计算产生期望药物浓度所需要的给药剂量,如果药物 100% 的吸收,A 等于剂量;②根据表观分布容积,可估计药物的分布范围,比如药物的分布容积过大提示可能在特定组织或器官有蓄积。

5. 维持量、负荷量与个体化治疗　多数情况下,临床采用多次间歇给药,以使稳态血药浓度(steady-state concentration,C_{ss})维持在治疗浓度范围,因此需要计算药物维持剂量。为了维持特定的血浆药物稳态浓度或靶浓度,需要调整给药速度以使药物进入体内的速度等于消除速度,公式如下。

$$给药速度 = \frac{CL \times C_{ss}}{F} \quad 或 \quad 给药速度 = \frac{CL \times 靶浓度}{F}$$

式中 CL 表示药物消除速率,F 表示生物利用度,C_{ss} 表示稳态血药浓度。

给药速度是给药量和给药间隔时间之比,即单位间隔时间的给药量。如果预知理想的药物血浆浓度,又已知该药的清除率、生物利用度,则可根据上述公式计算给药剂量和给药间隔时间。

维持量通常需要 4~5 个半衰期才能达到稳态血药浓度,增加给药剂量或缩短给药间隔均不能提前达到稳态。若患者需要提前达到稳态血药浓度以快速控制病情,可采用负荷量给药。负荷量是首次给药剂量增大,然后再给予维持量,可使稳态治疗浓度(即事先为患者设定的靶浓度)提前产生。负荷量的计算公式如下。

$$负荷量 = \frac{靶浓度 \times V_{ss}}{F}$$

式中 V_{ss} 表示稳态血药浓度下的表观分布容积,F 表示生物利用度。

总之,给药方案的制定,必须知道药物的 F、CL、V_{ss} 和 $T_{1/2}$,并了解药物的吸收速度和分布特点。以药物代谢动力学参数为依据,设计合理给药方案的步骤为:①选择和确定一个靶浓度;②根据已知的药物代谢动力学参数和患者的病理生理学特点(如肝脏、肾脏功能等)估计患者的药物消除速率和表观分布容积;③计算负荷量和维持量给药速度;④根据 $T_{1/2}$ 估计达到稳态血药浓度后测量血药浓度;⑤根据测得的稳态血药浓度值计算患者的清除率和表观分布容积;⑥根据临床需要及患者的治疗反应调整靶浓度;⑦修正靶浓度后再从第三步做起。

(刘国兵　石洪成)

第二节　PET 药物代谢动力学的介绍

通过 TB PET 连续动态显像,可以直视放射性示踪剂在体内的动态分布过程,其中隐含药物代谢动力学信息。如何通过可视化的全身连续动态影像获得临床药理学药物代谢动力学的信息,甚至于在此基础上获得更多深层次信息,这无疑是将药物代谢动力学从传统复杂流程中解脱出来,转变为一种简便易行但又更具内涵的分析模式。目前,PET 药物代谢动力学的分析方法还处于持续的完善进程中。

一　PET 药物代谢房室模型理论知识介绍

(一) 房室模型

与传统临床药理学药物代谢动力学理论一样,PET 药物代谢动力学核心思想也是将有机体视为由多个房室组成,这些房室并非具体的解剖结构,而是代表某个理想化的复杂腔室,其中的药物代谢动力学行为相似,各腔室间可进行放射性药物的交换和转运。进行 PET 代谢动力学房室模型分析的先决条件是放射性药物的使用量很小,对正常房室间的物质转运的影响可以忽略,以至于各房室间的某种特定物质的转运速率是恒定不变的。然而 PET 药物代谢动力学与传统临床药理学药物代谢动力学存在着明显的不同,体现在:①PET 药物代谢动力学只适用于放射性核素标记的药物。②PET 药物代谢动力学分析只适用于经静脉给药途径。③两种药物代谢动力学分析可介入的房室不同,典型临床药理学房室模型给药和数据采用均在中央室进行;而 PET 动态显像基于感兴趣区(region of interest,ROI)勾画,可以获得血液和任意组织脏器的时间-放射性药物浓度曲线(time to activity curve,TAC),从而可以分析任意组织脏器的药物代谢动力学参数(图 4 - 6)。④临床药理学药物代谢动力学分析中各房室间的关系体现在一个或多个周边室与中央室间的物质交换和转运关系,倾向是一个或多个周边室与中央室之间的"并联"关系;而 PET 药物代谢动力学分析各房室的划分主要是基于药物代谢路径中某些关键步骤(如跨膜转运、某种限速酶等)导致的药物在不同房室间的分布速率不同,故其房室模型倾向是一种"串联"关系。⑤传统临床药理学药物代谢动力学分析某种特定的药物只能运用与其特点相符合的一种房室模型进行分析,如一室模型或二室模型;而 PET 药物代谢动力学分析具有复杂或高级别房室模型代谢特点的药物,也可根据分析目的选择简单或低级别房室模型进行分析,只是获得的代谢动力学参数减少。

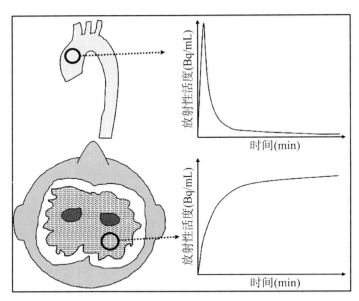

图 4 - 6　感兴趣区勾画与 TAC 曲线生成示意图

与传统临床药理学类似,PET 药物代谢动力学分析也分为房室模型和非房室模型分析,但具体内涵有显著差异,具体如下。

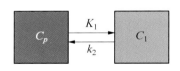

图 4 - 7　一房室模型示意图

图中 C_p 表示血浆药物浓度,C_1 表示组织中的药物浓度,K_1 和 k_2 分别表示药物从血浆转运至组织及由组织转运回血浆的速率常数。

1. 一房室模型　为最简单的房室模型,即放射性药物注入体内后,迅速随血液循环到达毛细血管,于特定组织进行的转运过程。部分放射性药物被组织提取用于下一步的代谢过程,部分由组织转运回血液而重启新的循环(图 4 - 7)。与临床药理学房室模型不同,PET 药物代谢动力学一房室模型包括一个血池房室和一个组织房室,故而又称为一组织房室模型(one tissue compartment model,1TCM)。

使用一房室模型的先决条件是认为全身动脉血中放射性药物的浓度是相同的,所以可以通过测量外周动脉的血浆药物浓度来代表大动脉内的血浆药物浓度。组织中的药物浓度随血浆中药物向组织的转运量增加而增加,与每个时刻 $C_p(t)$ 呈正比,呈一级动力学过程。需要注意的是可供组织自由提取的药物浓度必须是血浆中游离的、未被代谢的纯药物浓度(parent concentration)。同样,组织中的药物转运回血浆也遵循一级动力学过程,与每个时刻组织中的药物浓度 $C_1(t)$ 呈正比。上述过程可由如下公式表示。

$$\frac{dC_1(t)}{dt} = K_1C_p(t) - k_2C_1(t)$$

需注意式中的 K_1 和 k_2 有字母大小写的差别。通常认为 K_1 具有相对明确的临床意义,一定程度上表达了单位时间内药物的血流灌注分数,其单位为 mL/(min·cm³),PET 药物代谢动力学通常将具有相对明确临床意义的动力学参数用大写字母表示。k_2 表示单位时间内药物从组织转运回血液的百分比,其单位为 min^{-1}。$C_p(t)$ 通常不认为是一个独立的腔室,理想情况下表示采血测量得到的某时刻血浆药物浓度,以此作为房室模型拟合时的输入函数。

2. 复杂房室模型　通常情况下,药物进入组织后会进行下一步的代谢或与靶受体的结合,此时需要更为复杂的房室模型才能准确反映药物的代谢动力学特点。尽管如此,对于大多数药物来说,基本可以通过一个三组织房室模型(3TCM)进行表征(图 4-8)。即药物进入组织细胞后的代谢去向可总体分为与靶分子或靶受体的特异性结合,占组织中药物浓度的大部分,构成第二组织房室,以 $C_2(t)$ 表示;余下的小部分药物与细胞内某些结构或分子形成非特异性结合,构成第三组织房室,以 $C_3(t)$ 表示。$C_2(t)$ 和 $C_3(t)$ 仅与 $C_1(t)$ 进行药物相互转换。最终,3TCM 可通过 6 个动力学速率参数进行表征,即 K_1、k_2、k_3、k_4、k_5 和 k_6。

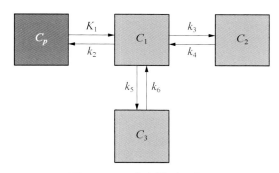

图 4-8　三房室模型示意图

图中 C_p 表示血浆药物浓度;C_1 为组织中游离药物浓度,K_1 和 k_2 分别表示药物从血浆转运至组织及由组织转运回血浆的速率常数;C_2 为药物和靶分子或靶受体的特异性结合后的浓度,k_3 和 k_4 为相应的转运速率;C_3 为药物和某些未知细胞成分或分子非特异性结合后的浓度,k_5 和 k_6 为相应的转运速率。

三房室模型的药物代谢动力学过程可由下列数学方程表示。

$$\frac{dC_1(t)}{dt} = K_1 C_p(t) - (k_2 + k_3 + k_5)C_1(t) + k_4 C_2(t) + k_6 C_3(t)$$

$$\frac{dC_2(t)}{dt} = k_3 C_1(t) - k_4 C_2(t)$$

$$\frac{dC_3(t)}{dt} = k_5 C_1(t) - k_6 C_3(t)$$

3. 二房室模型　上述三房室模型虽然适用于大多数药物,但涉及 6 个动力学参数的拟合和运算,在数学运算方面是比较困难的,数学方程和结果的稳定性也难以得到保证。为此，常用的做法是对其进行简化，考虑到药物的非特异性结合通常只占一小部分，而且相比特异性结合，药物的非特异性结合和解离速率较快，故而可将其忽略，而简化为二房室模型（图 4 - 9）。

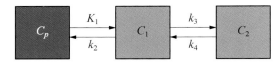

图 4 - 9 可逆性二房室模型示意图

图中 C_p 表示血浆药物浓度；C_1 表示组织中游离药物浓度，K_1 和 k_2 分别表示药物从血浆转运至组织及由组织转运回血浆的速率常数；C_2 为药物和靶分子或靶受体的特异性结合后的浓度，k_3 和 k_4 为相应的转运速率。

二房室模型的药物代谢动力学过程可由下列数学方程表示。

$$\frac{dC_1(t)}{dt} = K_1 C_p(t) - (k_2 + k_3)C_1(t) + k_4 C_2(t)$$

$$\frac{dC_2(t)}{dt} = k_3 C_1(t) - k_4 C_2(t)$$

二房室模型又可分为可逆性二房室模型和不可逆性二房室模型，若组织中放射性药物与靶分子或靶受体的特异性结合速率与解离速率相仿，称为可逆性二房室模型；若结合速率远远大于解离速率，即 $k_3 \gg k_4$，称为不可逆性二房室模型（图 4 - 10）。

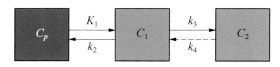

图 4 - 10 不可逆性二房室模型示意图

图中 C_p 表示血浆药物浓度；C_1 表示组织中游离药物浓度，K_1 和 k_2 分别表示药物从血浆转运至组织及由组织转运回血浆的速率常数；C_2 为药物和靶分子或靶受体的特异性结合后的浓度，k_3 和 k_4 为相应的转运速率，$k_3 \gg k_4$。

需要指出的是，对于 PET 动态图像来说，在任何组织中勾画 VOI，所得放射性浓度 $C_T(t)$ 是 VOI 内所有放射性药物浓度的总和，包括 $C_1(t)$、$C_2(t)$ 和组织中血液药物浓度，PET 本身无法区分 $C_1(t)$ 和 $C_2(t)$。如果以 vB 表示组织中的血液所占分数，$C_B(t)$ 表示全血的药物浓度，那么可以通过以下方程表示这些参数的关系。

$$C_T(t) = (1 - vB) \times [C_1(t) + C_2(t)] + vB \times C_B(t)$$

（二）非房室模型

上述房室模型对 TAC 数据的拟合分析主要通过非线性拟合方式实现，虽然为 PET 代谢动力学的标准方法,但背后的数学运算过程相对复杂。为此,许多基于相对简单运算过程的线性拟合分析方法逐渐得到关注,这些方法分析所得动力参数数量有限,多用于图像分析和参数成像。本章节在此介绍两种较为成熟且运用较多的线性拟合方法。

1. Patlak 拟合　Patlak 拟合适用于二房室不可逆性药物代谢动力学体系,经典的例子就是临床最为常用的^{18}F - FDG,相当于传统二房室模型中取 $k_4 = 0$ 时的情况。Patlak 拟合的核心思想是将测得组织 TAC 数据进行某种特殊的数学转换(测量值除以相应时刻的血浆药物浓度),同时对时间进行归一化(normalized time),然后通过线性方程对两者进行拟合,归一化的"时间"由输入曲线的曲线下面积积分除以某即刻血浆放射性药物浓度。Patlak 拟合的方程如下。

$$\frac{C_T(t)}{C_P(t)} = K\frac{\int_0^t C_P(\tau)d\tau}{C_P(t)} + V$$

这说明通过上述转换构建了直线方程(图 4 - 11)。直线的斜率和意义因不同的放射性药物及背后的房室模型代谢动力学特点不同而异。对于^{18}F - FDG,直线的斜率 $K = Ki = K_1 k_3/(k_2 + k_3)$,表示净代谢率(metabolic influx),而截距$(V) = V_0 + V_b$,表示可逆房室 C_1 的体积与组织中血液体积之和。

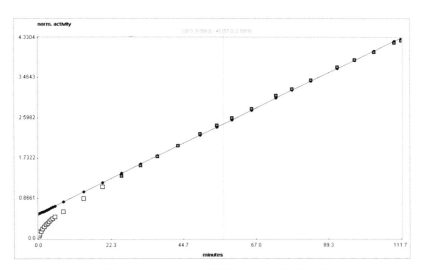

图 4 - 11　PMOD 上 Patlak 线性拟合 TAC 数据实例展示

2. Logan 拟合　Logan 拟合是另一种常见的线性拟合方法,常用于二房室可逆模型药物体系的参数成像,并可用于估计药物的总体分布容积 V_t。其核心思想也是将测得组织 TAC 数据 $C_T(t)$ 进行数学转换,同时对时间进行归一化,然后通过线性方程对两者进行拟合,其方程如下。

$$\frac{\int_0^t C_T(\tau)d\tau}{C_T(t)} = K\frac{\int_0^t C_P(\tau)d\tau}{C_T(t)} + b$$

从上式可看出以组织时间-放射性药物曲线积分除以每即刻组织放射性药物浓度,再以输入曲线下面积积分除以每即刻组织放射性药物浓度作为归一化"时间",可得到一个直线方程(图4-12)。与 Patlak 拟合一样,Logan 拟合所得参数也要根据具体药物及背后的房室模型代谢动力学特点具体分析。方程直线的斜率(K)表示药物的总体分布容积(V_t)(包括血液容积),对于符合一房室模型代谢动力学特点的药物,$K=K_1/k_2+vB=V_t$;对于符合二房室模型代谢动力学特点的药物,$K=K_1/k_2(1+k_3/k_4+vB)=V_t$。

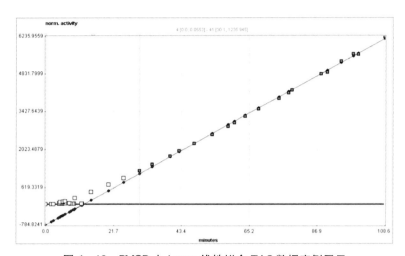

图 4-12　PMOD 上 Logan 线性拟合 TAC 数据实例展示

需要注意的是,以上两种线性拟合方法均考虑了组织中血液成分的贡献,即 vB 的存在,故而在数据分析前,需对组织中药物浓度曲线做如下校正。

$$C_T(t)=\frac{C_{PET}(t)-vB\times C_B(t)}{1-vB}$$

另外,从图4-11和图4-12可以看出,无论是 Patlak 拟合还是 Logan 拟合,数学转换后的组织放射性药物浓度和归一化时间之间并非在全段数据均呈线性关系,很明显数据的起始段与直线方程偏差较远,通常的做法是选取 t^* 时刻之后药物基本达到代谢动力学稳态(steady state)后的数据进行拟合,该段数据基本符合线性关系,可获得较为准确的参数信息。特别强调的是这里的 t^* 指真实的时间值而非归一化之后的时间。

二　PET 药物代谢动力学分析的步骤

如上所述,无论是房室模型还是非房室模型,在放射性药物代谢动力学分析之前,必须获得两组放射性药物-时间曲线数据,即血浆放射性药物浓度-时间曲线和组织放射性药物浓度-时间曲线数据,分别用 $C_P(t)$ 和 $C_T(t)$ 表示,前者用作模型拟合的输入函数。再通过合适的房室模型或非房室模型进行数据拟合,得到由特定动力学参数构成的非线性或线性方程,由此方程可获得药物代谢动力学基本动力学常数,如 K_1、k_2、k_3、k_4 和 vB 等,也称为初级动力学参数;进而根据药物代谢动力学特点,计算可用于估计药物某些特定代谢动力学特征的高级动力学参数，如 Ki、V_t、V_s、V_{ND} 等，最终实现药物代谢动力学特征分析。此为 PET 药物代谢动力学分析的一般过程，下文对此进行详细介绍。

（一）输入函数

放射性药物注射进入血液循环后，并非全部可供组织自由提取。有机体的全血由血细胞（包括红细胞和白细胞）和血浆组成，药物在血液中的分布包括血细胞内的药物、血浆中的游离药物、血浆中与特定蛋白结合的药物以及血浆中药物的代谢产物，这些都是全血放射性药物浓度的组成成分。然而，只有血浆中的游离未被代谢的放射性药物才能被组织自由提取，才能作为输入曲线用于模型拟合。所以，必须通过直接或间接的方法对全血药物成分进行分离，以获得血浆药物浓度-时间放射性曲线 $C_P(t)$ 作为输入函数用于模型拟合。

1. 动脉血采样　放射性药物注射后，通过侵入方式进行连续的动脉血采样是获得输入曲线的理想方法，其基本过程如下：首先，对获得的不同时间点的全血样进行离心，提取血浆；接着对血浆样本经特定柱子过滤或经高效液相色谱仪（high performance liquid chromatography，HPLC）分离得到不同时间点血浆游离药物浓度，通常情况下此步骤只能获得每个时间点血浆纯药物浓度（parent concentration）百分比（数值在0～1之间），再与血浆中总体药物浓度相乘，即可获得输入函数曲线（图 4-13）。虽然可近似认为外周动脉和大动脉内同一时间点的药物浓度是相等的，但是连续外周动脉穿刺采血的方法不可取。一是受试者难以接受；二是无法准确捕获药物注射后早期药物浓度动态变化信息（通常需要在数秒内采一次血）。所以，通常的做法是经介入方式穿刺插管至大动脉，留置延长导管以实现连续动脉采血。

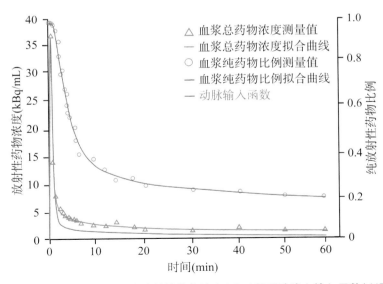

图 4-13　由动脉采血所得血浆总体放射性药物浓度（C_{TP}）得到动脉血输入函数（AIF）实例展示

2. 图像获得输入函数（image derived input function，IDIF）　很明显，上述侵入式获得输入函数的方法比较烦琐，不适合临床推广。对于某些以配体-受体结合为代谢动力学特点的药物，若其在 PET 采集时间范围内的稳定性可以得到保证，并且血细胞上无相应受体的表达,可通过在 PET 动态图像的大血管区域勾画 VOI,生成全血药物浓度-时间曲线 $C_B(t)$ 来代替血浆药物浓度-时间曲线 $C_P(t)$,用于模型拟合的输入函数。这种纯图像分析方法因其简捷性逐渐被临床采纳。

3. 图像与采血相结合获得输入函数 一个折中的方法是通过采血和 IDIF 相结合的方式获得输入函数。即通过采集放射性药物注射后 PET 动态采集过程中某几个(5~7 个)时间点的外周静脉血,离心获得每个时间点的血浆/全血药物浓度比值,再取平均值,以此对 IDIF 进行校正,近似作为血浆输入曲线。此法的理论基础是认为血浆和血细胞的比值在动脉血和外周静脉血是相等或相近的,相比单一的 IDIF 此法所得输入函数更接近真实的血浆药物浓度-时间曲线 $C_P(t)$。然而,该方法忽略了药物注射入体内后在血细胞和血浆内的相对分布会随时间发生明显变化的信息。

(二) PET 动态显像、图像重建和组织 TAC 生成

在 PET 药物代谢动力学分析之前第二组要获得的数据是待分析组织的放射性药物-时间曲线数据,即 $C_T(t)$,可通过基于 PET 动态图像 VOI 勾画得到,具体如下。

1. PET 动态显像和图像重建 放射性药物注射最好选择较大的静脉,并通过弹丸式注射的方式,这样有利于获得较好的 IDIF。注射药物即刻启动 PET 采集,由于 uEXPLORER 具有较高的时间和空间分辨率,可以通过连续方式进行动态数据采集。为了获得充分的代谢动力学特征,PET 动态采集时长一般要求大于 60 min,但也有不少文献报道 PET 动态采集时长可缩短至 45 min,甚至是 30 min。所得 PET 动态数据经放射性物理衰变校正、衰减校正及散射、随机符合事件校正后,通过有序子集最大期望算法并运用点扩散方程模型进行后处理,重建得到 PET 动态图像,随后分割成多帧图像用于动态分析,推荐的方案是最初 3 min 是 5 s/帧,3 min 以后是 3 min/帧。

2. 组织 VOI 勾画和 TAC 生成 组织 VOI 的勾画因药物及分析目的而异。若以分析正常组织脏器的药物分布为目的,考虑到多数脏器的形态不规则性及构成不均一性,完整勾画脏器 VOI 现实不可行,推荐的方案是在靶组织脏器的多个部位勾画 VOI,得到多组 TAC 数据,进行数据拟合后生成多组动力学参数,再取平均值作为脏器的总体动力学参数。若以分析病灶代谢动力学特征为目的,推荐采用基于图像阈值分割的方式进行 VOI 勾画,可减少操作偏倚,其中自适应和 40% 阈值等高线分割法不失为较好的分割方法(图 4 - 14)。每个 VOI 可生成 TAC,此处推荐以 VOI 内平均放射性浓度用于后续模型拟合及分析,可

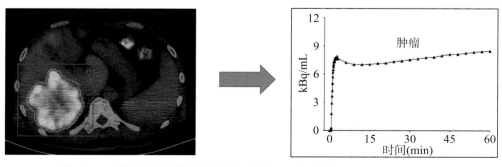

图 4 - 14 通过自适应阈值分割勾画病灶 VOI 得到病灶 TAC 曲线实例展示

获得较为稳定的模型拟合及动力学参数结果。

（三）模型拟合与参数生成

1. 输入曲线拟合　对于通过动脉采血获得的输入曲线，由于采样数有限，不可能也无需对应与 PET 动态图像的每帧时间点进行采样，加之受各种因素的影响动脉血采样数据通常具有较大的统计学方差，在输入 PMOD 软件进行模型拟合之前，需对输入曲线测量数据进行拟合，得到输入曲线的模型数据，通过模型预测值内插某些帧时间缺失的采样数据，最后再将涵盖每个帧时间点的输入曲线模型数据与测量的组织 TAC 数据导入 PMOD 软件进行模型拟合。输入曲线的拟合推荐采用 3 指数式方程（3-exponential function）模型进行拟合，如图 4 - 13 所示。

2. 组织 TAC 曲线拟合及参数生成　有了输入曲线和组织 TAC 曲线数据，接下来就是模型拟合。考虑到基于经典的房室模型拟合数据仍为目前放射性药物代谢动力学分析的金标准，推荐采用 PMOD 软件 Kinetic 模块进行模型拟合（图 4 - 15）。根据预知的药物代谢动力学特点（可通过查阅文献或者临床前实验数据）以及本次动力学分析的主要目的，选择合适的模型进行数据拟合。模型选择的基本原则：①模型拟合时推荐从简单模型开始，逐步过渡到复杂模型，如从 1TCM 到 2TCM，进而到 3TCM 等；②模型无好坏，只要模型曲线能最大程度与所测得 TAC 数据"贴合"即为最好的模型，所以在数据拟合时可适当尝试多选择几个模型，通过模型比较后选出最好的模型；③模型拟合时根据房室模型特点尽量纳入更多的动力学常数进行拟合，理论上只要 PMOD 软件能够运算，纳入的动力学常数越多，模型拟合优度越好；④由图 4 - 15 可以看出，为了降低血细胞中放射性药物溢出效应（spillover）对血浆中放射性药物的影响，模型拟合时需同时将全血的 TAC 曲线及血浆的

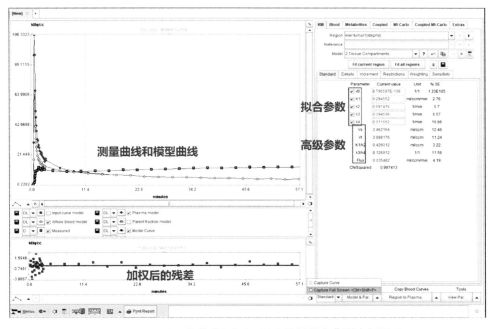

图 4 - 15　PMOD 软件进行组织 TAC 数据拟合典型案例展示

TAC 曲线导入。

（四）参数成像

随着 PET 动态显像技术的发展，逐步实现了基于某些线性模型（如 Patlak 拟合和 Logan 拟合等）以像素为单位进行参数计算，得到药物的某个代谢动力学参数（如 Ki）成像。近年来，随着长轴向 PET/CT 的临床应用，PET 探测灵敏度和时间分辨率有了显著提高，已实现基于房室模型的数学运算得到某个动力学常数的像素化参数成像，如 K_1、k_2、k_3 和 k_4 参数图像。进而可在参数图像上通过勾画 ROI 或 VOI 即可测量药物的代谢动力学参数，避免了上述基于 TAC 曲线通过房室模型拟合分析药物代谢动力学参数的烦琐过程。更为重要的是，参数成像提供了放射性药物的某个动力学参数的直观影像，对未来基于药物代谢动力学参数图像用于疾病的精准诊疗发挥了积极的促进作用。

（五）模型拟合优度评价

理论上讲模型无优劣，只要能最大程度还原测量所得 TAC 数据即为好的模型。通常，药物的生理行为是非常复杂的，需要更为复杂的房室模型并纳入较多的参数进行拟合方可表征药物代谢动力学特点。然而，PET 捕获的药物代谢动力学信号是有限的，要求动力学模型必须尽可能简单，纳入的拟合参数也不能太多。模型越复杂，纳入拟合参数越多，估计的动力学参数方差越大，可信度也就越低；模型越简单，纳入拟合的参数越少，估计的参数准确性越高，但发生偏倚的可能性也越大。模型拟合优度评价便是寻求一种在尽可能减少偏倚又不损失结果可行性之间的最佳方案，一些客观的统计学变量可用于辅助评价模型拟合优度（表 4 - 1）。

表 4 - 1　模型拟合优度相关变量汇总

变　　量	解　　释
自由度（degree of freedom，DOF）	有效测量值的个数减去纳入模型拟合参数的个数
残差平方和（sum squared）	非权重残差平方和，值越小，模型拟合越好
卡方（Chi-square）	权重的残差平方和除以自由度，值越小，模型越好
AIC（Akaike information criterion）	AIC 方法的核心思想是寻求以最小的参数数量获得还原测量值的最好模型。AIC 越小，模型越好
SC（Schwartz criterion）	也称 Bayesian information criterion（BIC），SC 越小，模型越好
MSC（model selection criterion）	MSC 是用于科学研究软件模型拟合优度评价较为常用的方法。MSC 越大，模型越好
R^2	也称决定系数，是评估模型拟合优度最为常用的统计学变量之一；其值在 0～1 之间，0 代表模型最差，表示模型与将所有测量值的平均值连成一条直线无区别，1 表示所有测量值均和模型中相应的估计值完美重合。R^2 越大，模型越好
Sy. x	残差平方和的平方根，Sy. x 越小，模型拟合越好

（续表）

变　　量	解　　释
游程检验 P 值(run test P)	也称"连贯检验",是根据样本标志排列所形成游程的多少进行判断的检验方法。连续出现的测量值大于或小于估计值称为一个游程。如果残差是随机分布,可计算某个游程数目发生的概率。如果 $P < 0.05$,说明测量值系统性地偏离了模型曲线,说明模型拟合不充分,进一步分析结果无意义
AUC (area under curve)	模型曲线下面积

三 PET 药物代谢动力学分析常用参数及临床意义

PET 药物代谢动力学参数大致分为初级动力学参数和高级动力学参数;前者指模型拟合过程中直接得到的、代表各房室间转运速率及组织结构特点的基本参数,包括 K_1、k_2、k_3、k_4 及 vB 等,这些参数除了 K_1 和 vB 具有相对明确的临床意义之外,其余参数临床意义尚不明确,且因所用药物不同而异。高级动力学参数不能由模型拟合或只能由某些非房室模型拟合得到,通常由初级参数通过数学运算得到,相比初级参数,高级参数通常具有相对明确的临床含义,如 Ki、V_t、V_s、V_{ND} 等。

（一）初级动力学参数

1. K_1　K_1 表示药物从血浆向组织的转运速率,其单位为 $mL/(min \cdot cm^3)$,很大程度上反映了组织的血流灌注(F)情况,这种关系可由下列公式表示。

$$K_1 = E \times F$$

其中 F 代表组织血流灌注率,E 表示药物在组织的首过提取分数,即药物首次经血液循环通过组织毛细血管时被组织提取的百分比。药物在首次经过组织毛细血管时,组织中的药物浓度为零,此刻药物从组织向血液的转运速率可认为是零,所以 E 可用如下公式表示。

$$E = 1 - e^{-PS/F}$$

其中 P 表示组织的毛细血管渗透率(permeability),S 表示靶组织中可供与血液交换药物的毛细血管内皮总面积。由上式可见,若放射性药物在组织中的毛细血管渗透率(P)足够大,远远大于组织的血流灌注(F),此时 $E \approx 1$。这种情况见于一些可自由出入毛细血管的药物,如 $^{15}O - H_2O$、$^{13}N - NH_3$ 等,此时,$K_1 = F$。故而可通过一房室模型拟合这类放射性药物,得到 K_1,用于估计组织的血流灌注水平。

2. k_2　k_2 表示组织中自由态放射性药物转运回血浆的速率或单位时间百分比,其单位为 min^{-1},通常没有明确的临床意义,其大小通常也与组织的血流灌注相关。为此,K_1/k_2 的比值被认为是相对不受组织血流灌注影响而指示组织中放射性药物纯输入速率的指标。

3. k_3　k_3 表示符合 2TCM 代谢动力学特点的药物在组织中与靶分子、靶受体发生特异性结合或经关键限速酶发生特异性代谢的速率,其单位为 min^{-1}。单独的 k_3 很难看出与药物的某个代谢动力学特征有直接的关联,但是 k_3 往往是用于估计以配体-受体结合为代谢动力学特点的放射性药物在组织中与特定受体结合潜能的重要基础参数。

4. k_4　k_4 表示符合 2TCM 代谢动力学特点的药物在组织细胞中由结合态解离成游离态的速率,其单位为 min^{-1}。k_4 的大小一定程度上预示了放射性药物在组织细胞内的滞留时间长短。此外,与 k_3 相同,k_4 也是用于估计以配体-受体结合为代谢动力学特点的放射性药物在组织中与特定受体结合潜能的重要基础参数。

5. vB　vB 表示组织中血液占组织总体积的百分比,通常仅作为基本模型拟合参数用于 TAC 数据的拟合,很少用来估计药物的代谢动力学特点,但也有文献报道 vB 在肿瘤诊断、分级、预测基因表达和分期中有重要的辅助价值。

（二）高级动力学参数

相比初级动力学参数,高级动力学参数由初级动力学参数组合计算而来,更能直观地反映药物代谢动力学的某些特征,这类参数很多,且随放射性药物及拟合模型不同而异,几个常见的高级动力学参数及其意义如下。

1. Ki　又称为代谢输入率（metabolic influx）,是反映代谢动力学特点符合 2TCM 的药物从血液摄取至组织细胞并在组织细胞内滞留的总体速率的一个综合参数,其单位为 $mL/(min \cdot cm^3)$,可由如下公式计算得到。

$$Ki = \frac{K_1 \times k_3}{k_2 + k_3}$$

Ki 的最直接临床意义在于将其乘以药物的血浆浓度便可获得药物在组织中的代谢速率。以 $^{18}F - FDG$ 为例,其在组织中的代谢速率可由 Ki 乘以血糖浓度直接得到,公式如下。

$$MR_{FDG} = CGlu_P \times \frac{K_1 \times k_3}{k_2 + k_3}$$

式中,MR_{FDG} 表示 FDG 代谢率（metabolic rate）,$CGlu_P$ 表示血浆葡萄糖浓度（mol/L）,MR_{FDG} 可进一步通过如下公式得到组织的糖代谢率。

$$MR_{Glu} = \frac{CGlu_P}{LC} \times \frac{K_1 \times k_3}{k_2 + k_3}$$

式中,LC（lumped constant）为集总常数,是衡量体内 FDG 和葡萄糖代谢总体差异的一个因子常数,不同组织具有不同的 LC,如心肌、骨骼肌的 LC 分别约为 0.67 和 1.2。

2. V_s　药物代谢达稳态时组织中特异性结合的放射性药物的体积总和（distribution volume of specific binging）,通常用来衡量以配体-受体结合为代谢动力学特点的药物在组织中发生特异性结合的药物体积总和,对于 2TCM 和 3TCM 药物,其计算公式如下。

$$V_s = \frac{K_1}{k_2} \times \frac{k_3}{k_4}$$

3. V_T　即总分布体积（total distribution volume）,单位为 mL/cm^3,表示放射性药物分布在组织中的总体积。对于某些以配体-受体结合为代谢动力学特点的药物,组织中的药物在特异性结合和非特异性结合之间并不能快速达到平衡,致使 V_s 难以准确估计,此时可通过 V_T 来近似估计药物与靶组织的结合能力。V_T 的临床意义类似于传统临床药理学中的表观分布容积(V_d),在指导受体结合类抗肿瘤药物的使用剂量方面有一定的参考价值。V_T 的计算公式在一房室模型和二房室模型中不同,具体如下。

$$V_T = K_1/k_2 \qquad\qquad 一房室模型$$
$$V_T = K_1/k_2(1+k_3/k_4) \quad 二房室模型$$

4. V_{ND}　即不可替代的药物分布容积(non-displaceable distribution volume),指在以受体-配体结合为特点的 2TCM 药物中,第一房室(C_1)中游离的和非特异性结合的药物分布体积总和。一般认为药物在 C_1 中的非特异性结合是无限的,所以加入非放射性药物,并不能对放射性药物在 C_1 中的分布形成竞争性抑制,其名由此而来。其计算公式如下。

$$V_{ND} = K_1/k_2 \qquad\qquad 二房室模型$$

5. BP　即 binding potential,结合潜能。指以受体-配体结合为特点的 2TCM 药物代谢达到稳态后,组织中特异性结合的药物浓度与某个参考浓度的比值,如以不可替代的药物浓度(non-displaceable)为参考值,可得到 BP_{ND},计算公式如下。

$$BP_{ND} = k_3/k_4$$

(刘国兵　石洪成)

第三节　TB PET/CT 药物体内分布研究的案例展示

受常规 PET/CT 轴向视野所限(15~30 cm),PET 动态显像仅限于单一床位显像。近些年有学者提出可通过多床位多次穿梭(multiple bed multiple pass)的成像模式在常规 PET/CT 仪器上实现 TB PET 动态显像,然而其时间分辨率有限,以至于在分析快代谢类药物及放射性药物早期动力学等方面的特点时力不从心,以此模式进行的参数成像也具有较低的信噪比。长轴向视野 PET/CT 实现了"单一床位"完成 TB PET 实时动态显像,同时探测效率 >40 倍的提升也使得 PET 动态显像具有更高的时间分辨率和信噪比。这些优势为日后基于长轴 PET 动态显像分析药物在相距较远的不同脏器间的代谢动力学关联成为可能,如脑-肠轴、脑-心轴等。笔者认为,日后任何放射性药物投入临床使用前,均可基于长轴 PET/CT 进行 PET 动态显像,这种基于全身实时多系统多脏器同步显像获得的药物代谢动力学特点可作为"金标准"用于临床疾病诊断的重要参考。基于本团队的前期研究结果,在此介绍三种常用的 PET 分子探针在体内的正常动力学参数分布特点。

(一) TB PET/CT 连续动态显像分析[18]F-FDG 正常体内分布特点

^{18}F-FDG 作为 PET 显像剂在多种疾病的诊治中发挥了重要作用,被誉为"世纪分子"。[18]F-FDG 代谢动力学特点一直备受关注。受常规 PET/CT 只有 15~30 cm 轴向视野的限制,相关研究都是基于单床位动态显像,无法从整体上给出全身所有脏器一体化的代谢动力学参数。此外,以往部分 PET 动态研究的输入函数是通过动脉采血获得,尽管所得

结果更接近"真值",但其有创的采血过程不适合临床推广。完全基于全身影像获得的药物代谢动力学参数虽然与"真值"有所偏差,但却是便于临床推广的最直接的参考。

笔者前期纳入 9 例健康志愿者,采用长轴 PET/CT uEXPLORER 进行 PET 连续动态显像,采集时长 75 min,经后处理重建并分割成动态 PET 图像,即前 3 min,5 s/帧,之后 3 min/帧,共计 60 帧图像(36×5 s$+24 \times 180$ s)。继而在大脑皮质、脑白质、小脑皮质、甲状腺、左心室心肌、肺、升主动脉、肝脏、脾脏、胰腺、肾脏、肌肉、骨骼及骨髓区域勾画 ROI,获得组织脏器的 TAC 曲线。考虑到 75 min 显像时间内可观察到正常组织对 ^{18}F - FDG 的明显清除,故选取可逆性 2TCM 模型(图 4 - 16),其中 K_1 和 k_2 分别表示 ^{18}F - FDG 由血浆转运至组织和由组织转运回血浆的速率,k_3 和 k_4 分别表示 ^{18}F - FDG 经己糖激酶磷酸化为 ^{18}F - FDG - 6 - P 和 ^{18}F - FDG - 6 - P 被葡萄糖 - 6 - 磷酸酶脱去磷酸转回 ^{18}F - FDG 的速率。以升主动脉 TAC 为输入曲线,进行各组织脏器的 TAC 数据拟合。所得动力学参数见表 4 - 2。

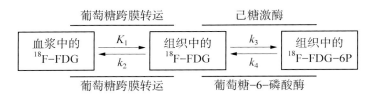

图 4 - 16　^{18}F - FDG 可逆性二房室模型示意图

表 4 - 2　正常组织 ^{18}F - FDG 动力学参数统计汇总

脏器	K_1[mL/(min·cm³)]	k_2(min⁻¹)	k_3(min⁻¹)	MR_{FDG}[μmol/(100g·min)]
脑皮质	0.0896 ± 0.0225	0.2532 ± 0.1626	0.2213 ± 0.1190	23.1696 ± 3.3054
脑白质	0.0337 ± 0.0080	0.1347 ± 0.0455	0.0482 ± 0.0151	7.6003 ± 1.5807
小脑皮质	0.1318 ± 0.0716	0.6280 ± 0.3728	0.1870 ± 0.1103	22.2233 ± 2.7109
甲状腺	0.9663 ± 0.3436	4.6042 ± 1.9598	0.0748 ± 0.0317	10.6186 ± 5.3299
左心室心肌	0.8162 ± 0.5912	3.4975 ± 2.240	0.1909 ± 0.1013	17.9395 ± 13.4310
肺	0.0143 ± 0.0083	0.3628 ± 0.2387	0.0307 ± 0.0240	0.5945 ± 0.4170
肝脏	0.4134 ± 0.0473	0.5089 ± 0.0793	0.0129 ± 0.0065	5.2240 ± 2.6668
脾脏	0.8846 ± 0.2058	2.0169 ± 0.4931	0.0415 ± 0.0245	9.4001 ± 4.5722
胰腺	0.3561 ± 0.1496	1.7077 ± 0.4647	0.0787 ± 0.0336	8.2122 ± 4.0378
肾脏	0.7023 ± 0.1919	1.3542 ± 0.5321	0.1778 ± 0.1376	9.1456 ± 6.4375
骨骼肌	0.0263 ± 0.0156	0.3165 ± 0.1538	0.0461 ± 0.0263	1.8139 ± 0.7345
骨骼	0.1544 ± 0.0484	0.7132 ± 0.2577	0.0458 ± 0.0151	4.9970 ± 1.1549
骨髓	0.0405 ± 0.0134	0.2901 ± 0.0898	0.0189 ± 0.0054	1.3437 ± 0.4579

如表 4-2 所示,不同脏器的动力学参数之间有显著差异,多数脏器的 k_2 远远大于 K_1,提示大多数正常组织脏器在动态显像的 75 min 时间内以放射性药物的清除过程为主;除了肝脏之外,其 k_2(0.508 9±0.079 3)和 K_1(0.413 4±0.047 3)接近,提示正常肝脏的糖代谢水平可能会维持相对较长时间。进一步对上述正常组织脏器的动力学参数通过聚类分析以了解各脏器间代谢动力学特点的相似性和关联,结果如表 4-3 所示。

表 4-3　正常组织脏器的 ^{18}F-FDG 代谢动力学参数聚类分析结果

分组	脏器	$K_1[\mathrm{mL}/(\mathrm{min}\cdot\mathrm{cm}^3)]$	$k_2(\mathrm{min}^{-1})$	$k_3(\mathrm{min}^{-1})$
1	脑白质 肺 肝脏 骨骼肌 骨骼 骨髓	0.097 1	0.370 9	0.033 9
2	大脑皮质 小脑皮质	0.110 7	0.340 6	0.204 1
3	甲状腺 左心室心肌	0.891 2	4.050 8	0.132 9
4	脾脏 胰腺 肾脏	0.647 7	1.692 9	0.099 3

从表 4-3 可见,正常组织脏器的 ^{18}F-FDG 代谢动力学特点可分为 4 类。第一类具有最低的 K_1 和 k_3,包括脑白质、肺、肝脏、骨骼肌、骨骼和骨髓,表示这些组织具有较低的糖代谢水平;第二类脏器与第一类具有相似的 K_1,但是具有最低的 k_2 和最高的 k_3,包括大脑皮质和小脑皮质,提示这些组织脏器具有很高的 FDG 亲和性和摄取水平;第三类脏器具有最高的 K_1 和相对较低的 k_3,包括左心室心肌和甲状腺,提示这些组织脏器具有快速的 FDG 代谢和较低的 FDG 滞留水平;第四类脏器包括胰腺、脾脏和肾脏,与第三类脏器具有相似的代谢动力学特点,但是相比之下其 K_1 至 k_3 更低,表示 FDG 整体代谢水平相对更低。

(二) TB PET/CT 动态显像分析 ^{68}Ga-DOTA-TATE 正常体内分布特点

生长抑素受体(somatostatin receptor,SSTR)靶向的 PET 显像在神经内分泌肿瘤(neuroendocrine tumor,NET)诊治中独具优势,对肿瘤诊断、分期及治疗方案的制定具有重要指导意义。其中 ^{68}Ga-DOTA-TATE 与 SSTR 亲和性较好,在临床应用最为广泛,也是首个被美国 FDA 批准用于临床的 ^{68}Ga 标记 SSTR 类放射性示踪剂。然而,目前尚无关于 ^{68}Ga-DOTA-TATE 代谢动力学特点的系统性研究报道。

笔者前期回顾性收集在复旦大学附属中山医院行 ^{68}Ga-DOTA-TATE PET/CT 显像但无影像可见 ^{68}Ga-DOTA-TATE 阳性病灶的病例共 7 人,采用长轴 PET/CT uEXPLORER 进行 PET 动态显像,采集时长 60 min,经后处理重建并分割成动态 PET 图像，即前 3 min，5 s/帧，之后每 3 min/帧，共计 55 帧图像（36×5 s＋19×180 s）。继而在脑组织、垂体、鼻黏膜、腮腺、颌下腺、甲状腺、升主动脉、肝脏、胰腺体部、胰腺头部、脾脏、肾上腺、前列腺、骨骼区域勾画 ROI，获得组织脏器的 TAC 曲线。参考前期文献经验，采用可逆性 2TCM 模型（图 4 - 17）；^{68}Ga - DOTA - TATE 是以配体-受体结合为代谢动力学特点的药物，其基本拟合参数的意义与代谢性药物类^{18}F - FDG 略有不同，其中 K_1 代表药物跨血管并于细胞膜上受体结合的速率，k_2 表示药物与细胞膜上受体解离并返回血浆的速率，k_3 和 k_4 分别表示药物向细胞内吞及由细胞向外转运的速率。以升主动脉 TAC 为输入曲线，进行各组织脏器的 TAC 数据拟合。所得动力学参数结果见表 4 - 4。

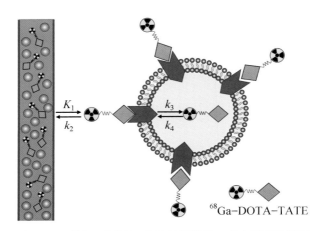

图 4 - 17 ^{68}Ga - DOTA - TATE 可逆性二房室模型示意图

表 4 - 4 正常组织^{68}Ga - DOTA - TATE 动力学参数统计汇总

脏器	K_1[mL/(min·cm^3)]	k_2(min^{-1})	k_3(min^{-1})	vB
鼻黏膜	0.057 2±0.036 1	0.102 5±0.120 9	0.077 1±0.074 7	0.000 9±0.001 7
脑	0.210 2±0.071 0	5.444 4±2.116 6	0.071 8±0.028 9	0.002 1±0.005 5
垂体	0.186 6±0.042 5	0.307 7±0.812 1	1.591 5±2.295 0	0.019 5±0.030 4
腮腺	0.186 0±0.147 6	0.982 4±1.790 6	0.281 7±0.358 9	0.006 8±0.006 9
颌下腺	0.299 6±0.164 6	0.748 4±0.590 8	0.209 1±0.166 0	0.023 3±0.030 0
甲状腺	0.602 4±0.309 2	1.592 2±1.073 5	0.226 3±0.147 1	0.015 2±0.025 5
肝脏	0.268 8±0.088 8	0.092 6±0.087 9	1.292 1±2.961 3	0.003 9±0.010 4
脾脏	0.486 4±0.138 5	0.017 4±0.028 2	0.092 9±0.116 0	0.014 0±0.024 0
胰腺	0.743 9±0.315 7	1.960 8±0.951 0	0.246 0±0.118 4	0.035 5±0.044 2
肾脏	1.176 7±0.255 0	0.382 3±0.304 8	0.137 6±0.146 7	0.007 6±0.009 9
肾上腺	0.365 7±0.083 5	0.108 5±0.272 8	3.379 2±3.091 7	0.086 2±0.056 9
前列腺	0.139 0±0.031 2	0.059 4±0.069 6	1.553 5±3.362 0	0.007 6±0.017 1
骨骼	0.153 2±0.062 1	0.560 1±0.266 5	0.151 7±0.044 1	0.008 9±0.007 7

如表 4 - 4 所示，不同脏器的动力学参数之间有显著差异；与 $^{18}F-FDG$ 代谢动力学特点类似，多数脏器的 k_2 远远大于 K_1，提示大多数正常组织脏器在动态显像的 60 min 时间内以放射性药物的清除过程为主。然而，肝脏、脾脏、肾上腺、肾脏及前列腺等脏器的 k_2 小于 K_1，提示这些脏器的 $^{68}Ga-DOTA-TATE$ 摄取水平可能会维持相对较长时间。进一步对上述正常组织脏器的动力学参数进行聚类分析，以了解各脏器间代谢动力学特点的相似性和关联，结果如表 4 - 5 所示。

表 4 - 5　正常组织脏器的 $^{68}Ga-DOTA-TATE$ 代谢动力学参数聚类分析结果

分组	脏器	$K_1[\mathrm{mL/(min \cdot cm^3)}]$	$k_2(\mathrm{min^{-1}})$	$k_3(\mathrm{min^{-1}})$
1	脑	0.210 2	5.444 4	0.071 8
2	垂体 肝脏 肾上腺 前列腺	0.240 0±0.086 1	0.142 1±0.097 3	1.954 1±0.830 8
3	鼻黏膜 腮腺 颌下腺 甲状腺 脾脏 胰腺 肾脏 骨骼	0.463 2±0.348 6	0.793 3±0.646 3	0.177 8±0.069 3

由表 4 - 5 可见，正常组织脏器的 $^{68}Ga-DOTA-TATE$ 代谢动力学特点可分为 3 类。第一类具有最小的 K_1 和最大的 k_2，为脑组织，提示组织结合、内化 $^{68}Ga-DOTA-TATE$ 水平最低，而解离能力最高；第二类脏器具有与第一类脏器相似的 K_1，但具有最小的 k_2 和最大的 k_3，包括垂体、肝脏、肾上腺和前列腺，提示这些脏器具有较高的 $^{68}Ga-DOTA-TATE$ 内化和较低的解离水平；第三类脏器具有最高的 K_1 和相对较低的 k_2、k_3，包括鼻黏膜、腮腺、颌下腺、甲状腺、脾脏、胰腺、肾脏及骨骼，提示这些脏器具有较高的 $^{68}Ga-DOTA-TATE$ 结合水平，但内化水平较低。

（三）TB PET/CT 动态显像分析 $^{68}Ga-PSMA-11$ 正常体内分布特点

前列腺特异性抗原（prostate-specific membrane antigen，PSMA）是具有谷氨酸羧肽酶活性的 Ⅱ 型膜蛋白，以 PSMA 为靶点的核医学显像在前列腺癌及其转移灶的诊断和治疗决策中发挥了重要作用，其中 $^{68}Ga-PSMA-11$ 是其中运用较多的分子探针之一。然而，很多脏器亦可生理性摄取 PSMA，如前列腺、肾脏、唾液腺、泪腺、肝脏、脾脏、胃肠道、甲状腺、膝关节滑膜等。所以，了解 $^{68}Ga-PSMA-11$ 在正常组织脏器中的代谢动力学参数分布特点是解读 $^{68}Ga-PSMA-11$ PET 影像的重要基础。

笔者前期回顾性收集在复旦大学附属中山医院行 $^{68}Ga-PSMA-11$ 动态显像无影像可见 $^{68}Ga-PSMA-11$ 阳性病灶、前列腺穿刺及随诊均无前列腺癌发现的"正常人群"10 例。

采用长轴 PET/CT uEXPLORER 进行 PET 动态显像,采集时长 60 min,经后处理重建并分割成动态 PET 图像,即前 3 min,5 s/帧,之后每 3 min/帧,共计 55 帧图像($36\times5\,s+19\times180\,s$)。继而在腮腺、舌下腺、颌下腺、甲状腺、肺、降主动脉、左心室壁、肝脏、胰腺、脾脏、肾脏、前列腺、肌肉、骨骼勾画 ROI,获得组织脏器的 TAC 曲线。采用可逆性 2TCM 模型,其中的参数意义同上文[68]Ga - DOTA - TATE 的 2TCM 模型;以降主动脉 TAC 为输入曲线,进行各组织脏器的 TAC 数据拟合,所得动力学参数结果见表 4 - 6。

表 4 - 6 正常组织[68]Ga - PSMA - 11 动力学参数统计汇总

脏器	$K_1[mL/(min \cdot cm^3)]$	$k_2(min^{-1})$	$k_3(min^{-1})$	$Ki[mL/(cm^3 \cdot min)]$
甲状腺	1.423 ± 0.987	4.337 ± 2.580	0.138 ± 0.072	0.041 ± 0.024
腮腺	0.331 ± 0.142	3.512 ± 3.383	3.586 ± 3.337	0.160 ± 0.068
舌下腺	0.374 ± 0.216	3.718 ± 2.730	2.409 ± 2.383	0.109 ± 0.028
颌下腺	0.604 ± 0.377	3.155 ± 3.145	0.939 ± 0.797	0.165 ± 0.073
左心室心肌	0.559 ± 0.399	3.298 ± 2.885	0.892 ± 2.501	0.043 ± 0.078
肺	0.025 ± 0.053	1.106 ± 2.572	1.423 ± 2.624	0.004 ± 0.003
脾脏	1.391 ± 0.360	2.158 ± 0.862	0.395 ± 0.190	0.214 ± 0.073
肾脏	1.454 ± 0.549	3.180 ± 2.192	1.638 ± 0.840	0.502 ± 0.106
胰腺	1.049 ± 0.470	3.478 ± 1.447	0.177 ± 0.097	0.049 ± 0.024
肝脏	0.378 ± 0.124	0.401 ± 0.224	0.769 ± 1.964	0.117 ± 0.059
骨骼	0.213 ± 0.067	0.936 ± 0.316	0.124 ± 0.193	0.017 ± 0.015
腰大肌	0.097 ± 0.042	1.152 ± 0.933	0.224 ± 0.417	0.012 ± 0.014
前列腺	0.185 ± 0.046	0.417 ± 0.265	0.168 ± 0.154	0.047 ± 0.012

如表 4 - 6 所示,不同脏器的动力学参数之间有显著差异,多数脏器的 k_2 远大于 K_1,提示大多数正常组织脏器在动态显像的 60 min 时间内以放射性药物的清除过程为主。除了肝脏之外,其 k_2($0.401\pm0.224\,min^{-1}$)与 K_1 接近[$0.378\pm0.124\,mL/(min \cdot cm^3)$],提示肝脏的[68]Ga - PSMA - 11 摄取水平可能会维持相对较长时间。进一步对上述正常组织脏器的动力学参数,通过聚类分析以了解各脏器间代谢动力学特点的相似性和关联,结果见表 4 - 7。

表 4 - 7 正常组织脏器的[68]Ga - PSMA - 11 代谢动力学参数聚类分析结果

分组	脏器	$K_1[mL/(min \cdot cm^3)]$	$k_2(min^{-1})$	$k_3(min^{-1})$
1	甲状腺 胰腺	1.24	3.91	0.16
2	腮腺 舌下腺	0.35	3.61	3.00

（续表）

分组	脏器	$K_1[\text{mL}/(\text{min}\cdot\text{cm}^3)]$	$k_2(\text{min}^{-1})$	$k_3(\text{min}^{-1})$
3	肺 肝脏 骨骼 腰大肌 前列腺	0.18	0.80	0.54
4	颌下腺 左心室心肌 脾脏 肾脏	1.00	2.95	0.97

由表 4－7 可见，正常组织脏器的 ^{68}Ga－PSMA－11 代谢动力学特点可分为 4 类。第一类具有最大的 K_1、k_2 和最小的 k_3，包括甲状腺和胰腺，提示这些脏器具有较高的血管密度、血管穿透性和较低的 PSMA 表达水平；第二类脏器具有最大的 k_3，与第一类脏器相似的 k_2 和较小的 K_1，包括腮腺和舌下腺，提示这些脏器具有较小的血管密度、血管穿透性和较高的 PSMA 表达水平；第三类脏器具有最小的 K_1、k_2 和相对较小的 k_3，包括肺、肝脏、骨骼、腰大肌和前列腺，提示这些脏器具有较低的血管密度、血管穿透性和较低的 PSMA 表达；第四类脏器具有与第一类脏器相似的 K_1 和 k_2，但是具有更大的 k_3，包括颌下腺、左心室心肌、脾脏和肾脏，提示这些脏器具有相对较高的 PSMA 表达水平和较快的组织清除率。

（刘国兵　石洪成）

第四节　TB PET/CT 药物体内分布研究的现状和展望

长轴向视野 PET/CT 的临床应用推动了 PET 动态显像的相关研究。但目前仍处于探索阶段，从动态显像技术、后处理重建、动态数据分析到其临床运用推广的每个环节均存在一些亟待解决的问题。除此之外，动态显像的采集时间长、后处理重建耗时、动态数据处理复杂以及 PET 动态显像与临床药理药物动态分析的衔接性等方面的问题，均是制约动态显像在临实践中推广应用的重要因素。现将复旦大学附属中山医院前期在 TB PET/CT 动态显像探索性研究中的点滴经验，总结并分享如下。

一、TB PET/CT 药物体内分布运用中的注意事项

（一）血浆输入曲线换算

对于某些可跨越血细胞膜（包括红细胞和白细胞）的放射性药物（如 ^{18}F－FDG），注入血液后，受细胞膜的限制，最初药物只在血浆中分布，随后药物在血液中细胞膜上跨膜转运，药物逐渐分布至血细胞内，经过短暂的血液循环，药物在血浆及血细胞内分布逐渐达到平衡。如前文所述，真正能够被组织自由提取的放射性药物是血浆中游离的放射性药物，分

布在血细胞内的放射性药物无法自由出入血管。因此，基于 PET 动态成像大动脉区域勾画 ROI 获得的 IDIF，只能代表全血的放射性药物浓度-时间曲线（$C_B(t)$），需对其进行必要的换算才能获得更为准确的血浆放射性药物浓度（$C_P(t)$），用作模型拟合的输入函数。另外，经典的可逆性 2TCM 模型药物 PET 代谢动力学计算公式如下。

$$C_{PET}(t) = vB \times C_B(t) + \left[K_1(1-vB) + vB(k_2+k_3+k_4) \right] \int_0^t C_P(\tau)d\tau$$

$$+ \left[vB(k_2 \times k_4) - K_1(k_3+k_4)(1-vB) \right] \int_0^t \int_0^\tau C_P(s)dsd\tau$$

$$- (k_2+k_3+k_4) \int_0^t C_{PET}(\tau)d\tau - (k_2 \times k_4) \int_0^t \int_0^\tau C_{PET}(s)dsd\tau$$

从中可以看出，需同时获得 $C_B(t)$ 和 $C_P(t)$ 方能准确计算动力学参数 $K_1 \sim k_4$。以 ^{18}F-FDG 为例子，笔者在此推荐文献报道的一个较为简单合理的由 $C_B(t)$ 换算得到 $C_P(t)$ 的方法[11]，如下式所示。

$$C_P(t) = \frac{1 - H(1-e^{-at})}{1-H} C_B(t)$$

式中，H（hematocrit）表示血细胞比容，以实际患者 PET 显像当日验血结果为准，若无该数据，可参考我国血细胞比容的参考值范围，即成年男性约为 $40\% \sim 50\%$，成年女性约为 $37\% \sim 48\%$，取其平均值 45%（男性）和 42.5%（女性）。a 表示平衡速率常数，对于 ^{18}F-FDG，其值约为 $0.2346\,\mathrm{min}^{-1}$。以上换算过程如图 4-18 所示。

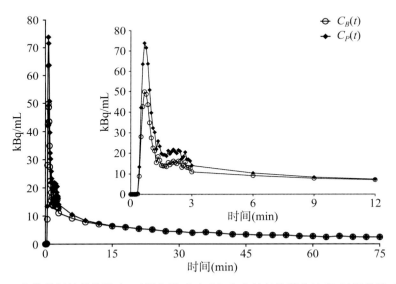

图 4-18　血浆放射性药物浓度-时间曲线 $C_P(t)$ 与全血放射性药物浓度-时间曲线对比展示

（二）延迟时间校正

基于常规 PET 单床位动态显像时，由于采集的动脉和组织通常相距较近，采集视野中主动脉内放射性药物的到达时间和组织内放射性药物到达时间差可以忽略，而且常规

PET/CT 仪器有限的时间分辨率也难以捕获这个微小的时间差异。随着长轴向视野 PET/CT 的临床应用，PET 显像的时间分辨率和空间分辨率均有了显著提高，细微的时间差异均可被捕获；加之动态显像逐步向全身同步一体化转化，使得某些相距较远的组织放射性药物到达时间和基于主动脉区域 ROI 勾画获得的 IDIF 起始时间的时间差不能再被忽略。文献报道延迟时间校正会导致模型拟合所得动力学参数发生显著变化，这种现象在富血供组织中更为明显；相比非延迟时间校正，延迟时间校正后个别脏器的 vB 和 K_1 可分别升高约 69.4% 和 4.8%。所以，在做全身动态 PET 显像数据模型拟合分析时，建议行延迟时间校正，具体方法和内容可查阅相关文献。

（三）部分容积效应校正

简而言之，部分容积效应（partial volume effect，PVE）是指某组织脏器或病灶的放射性活度受周围组织脏器放射性活度溢出（spill out）的影响，致使其在图像上显示的体积大于实际解剖体积的现象。尽管长轴向视野 PET 探测器的空间分辨率相比常规 PET 有了显著的提升，但是相比传统影像如 CT 和 MRI，其空间分辨率仍然不足。为此，PET 图像受PVE 的影响仍然不可忽视，这点在检测小病灶方面尤为显著；尤其是动态显像，每帧 PET 图像采集计数远远低于静态显像，以至于受 PVE 的影响也较静态显像显著。PVE 的大小与多种因素有关，如病灶大小、形态、周边背景组织的摄取程度以及仪器的空间分辨率等等。通常认为病灶的径线大于 PET 仪器空间分辨率的 2 倍时，即点扩散函数（point spread function，PSF）半高宽（full width at half maximum，FWHM），认为 PVE 可以忽略，否则需要行 PVE 校正。uEXPLORER 的 PSF FWHM 约为 3 mm，所以对于直径小于 6 mm 的病灶均需行 PVE 校正。目前尚缺乏针对长轴 PET 图像病灶 PVE 的校正方法，笔者在此推荐一篇文献报道的基于常规 PET/CT 数据研发的简便且运用较多的 PVE 校正方法，公式如下。

$$PVE\ 校正后放射性活度 = \frac{测得靶病灶放射性活度 - 背景组织放射性活度}{RC} + 背景组织放射性活度$$

式中，RC 表示恢复系数（recovery coefficient），其大小与病灶大小及其显像剂摄取靶-本比有关，具体可查阅文献中的参考值。

二　TB PET/CT 药物体内分布研究面临的挑战及展望

（一）向传统临床药理药物代谢动力学方向转化

目前 PET 代谢动力学仅限于研究以影像诊断或诊疗一体化为目的的放射性药物，临床绝大多数以治疗为目的的新药临床代谢动力学研究仍然采用的是传统临床药理学方法，通过PET 动态显像及其药物代谢动力学分析方法来评估临床治疗新药的代谢动力学特点，为TB PET/CT 药物体内分布运用的重要领域。实现这个目的尚面临以下挑战：①对临床新药的放射性标记是否能够完全还原药物前体的代谢动力学参数，需要证据进行佐证；②临床治疗用药的清除半衰期往往有数小时之长，这需要多次重复采集 PET 图像至注射药物后的数小时之久，而目前临床常用于显像的放射性核素均具有较短的物理半衰期，虽然对于高灵敏度的长轴向视野 PET/CT 可以实现,但是对于常规数字 PET/CT 来说无疑是巨大的挑战;③如何将 PET 代谢动力学分析获得的药物动力学参数向传统临床药理学药物代谢动力学参数转化,或者如何基于 PET 代谢动力学参数建立一套能够用于指导临床用药的参数(如药物剂量和给药间隔等),以便更好地指导用药是 PET 动态显像药物代谢动力学分析面临的另一个重要挑战。

(二)短时间动态显像

制约 PET 动态显像临床研究推广的一个重要因素是需要较长的显像时间,既往 PET 动态显像研究多数的采集时长≥60 min,这使得其在临床上难以成为常规方法,尤其是那些症状较重无法长时间制动的患者。然而,很多放射性显像剂(如 ^{18}F - FDG)注射入体内后达到动态稳态(dynamic steady state)的时间短于 60 min,提示动态显像可能无需采集 60 min 之久。加上长轴 PET/CT 检测灵敏性高,短时动态显像为 PET 动态显像未来的一个发展方向。笔者近期收集 11 例健康志愿者采用 uEXPLORER 进行 ^{18}F - FDG PET/CT 动态显像,采集时长为 75 min,每个受试者的动态数据进一步拆分成前 30 min、前 45 min 和全部的 75 min 数据组,采用相同的方法和条件进行 PET 代谢动力学分析,结果显示 45 min 组 PET 动态显像所得正常组织脏器的代谢动力学参数与 75 min 组相仿,提示长轴 PET/CT 45 min 动态显像基本能满足揭示 ^{18}F - FDG 在正常组织的代谢动力学特点。对于肿瘤性病变,尤其是 ^{18}F - FDG 高摄取病灶,通常达到动态稳态时间更快,提示揭示其代谢动力学特点所需时间可能更短。某些快代谢类放射性示踪剂,比如近些年研发的具有较大临床运用潜能的成纤维细胞激活蛋白抑制剂(fibroblast activation protein inhibitor,FAPI),同样只需较短的动态显像时间便可揭示其代谢动力学特点。当然,这些推测均需进一步的临床研究进行佐证。

(三)早期动力学参数的捕获

uEXPLORER 的 TOF 时间分辨率约为 430 ps,联合 Kernel 最大期望算法重建,PET 显像可捕获有机体亚秒级病理生理学变化。这一显像技术的提升使得未来 PET 动态显像在以下领域的运用成为可能:①通过研究短半衰期放射性核素(如 ^{82}Rb、^{13}N 和 ^{15}O)的快速药物代谢动力学特征,分析组织和脏器的血流水平变化;②捕获放射性示踪剂早期动态变化,通过一房室模型分析药物首过动力学特点,联合晚期静态代谢显像,提高疾病诊断效能;③通过捕获和冻结脏器的生理运动过程(如心脏搏动、呼吸运动和肠道蠕动等)研究脏器的生物机械动力学特征;④通过捕获分子水平全身实时动态变化,研究机体组织脏器间的潜在关联,如脑-心轴和脑-肠轴等。

(四)多参数成像

随着医学技术的发展和对精准医疗要求的提高,单模态影像已然无法满足临床对疾病"早发现、早诊断和早治疗"的需求。基于长轴向视野 PET 动态显像实现了一次显像便可获得静态 SUV 图及一系列动力学参数图的技术突破,如 Ki、K_1、k_2、k_3、vB 参数图等。这意味着未来 PET/CT 显像和图像的解读可能会从分析单一的静态 SUV PET/CT 影像向联合对比分析多参数 PET/CT 影像模式转化,以便从多角度、多层次获得示踪剂在体内代谢的多维信息,从分子水平更为深入地了解疾病的病理生理变化,促进疾病的精准诊疗,正如磁共振成像的多序列多参数显像模式。为此,如何正确解读各参数影像、了解其相互关联、内在的机制及其与疾病的病理生理学变化相关联，以及如此巨量影像信息的解读带来的工作负荷，是未来核医学科医师面临的挑战。

总之，随着长轴 PET/CT 设备性能的提升，PET 检测灵敏性、时间分辨率和空间分辨率均有了显著提高，这些技术性能的提升有力推动了 PET 动态显像在临床的推广运用。PET 动态显像也因此由传统局部单床位或多床位多次穿梭的全身显像向全身实时动态显像模式的转化。为此，任何一种新的放射性药物投入临床使用前均可通过长轴 PET/CT 动态显像分析其在全身各脏器实时动态分布特点，为药物的深入研究和图像的深入解读提供参考。另外，长轴 PET/CT 也为 PET 动态显像带来了新的应用和研究领域，如用于研究以临床治疗为目的的药物代谢动力学特点、缩短动态显像时间、捕获药物早期代谢动力学特征和多参数成像等。尽管如此，PET 动态显像的临床推广应用也面临着诸多挑战，比如如何实现 PET 代谢动力学分析方法、动力学参数与传统临床药理学药物代谢动力学方法及其动力学参数间的关联和转化，如何从 PET 动态显像及药物代谢动力学分析提供的丰富信息中提炼出有实际临床意义的特征以更好地服务于临床，以及未来核医学科医师如何应对 PET 动态显像带来的多参数影像解读的工作负荷等。

（刘国兵　石洪成）

主要参考文献

［1］Dunnwald LK，Doot RK，Specht JM，et al. PET tumor metabolism in locally advanced breast cancer patients undergoing neoadjuvant chemotherapy：value of static versus kinetic measures of fluorodeoxyglucose uptake［J］. Clin Cancer Res，2011，17(8)：2400 - 2409.

［2］Doot RK，Kurland BF，Kinahan PE，et al. Design considerations for using PET as a response measure in single site and multicenter clinical trials［J］. Acad Radiol，2012，19(2)：184 - 190.

［3］Liu G，Yu H，Shi D，et al. Short-time total-body dynamic PET imaging performance in quantifying the kinetic metrics of [18]F - FDG in healthy volunteers［J］. Eur J Nucl Med Mol Imaging，2022，49(8)：2493 - 2503.

［4］Torizuka T，Nobezawa S，Momiki S，et al. Short dynamic FDG - PET imaging protocol for patients with lung cancer［J］. Eur J Nucl Med，2000，27(10)：1538 - 1542.

［5］Dimitrakopoulou-Strauss A，Strauss LG，Heichel T，et al. The role of quantitative [18]F - FDG PET studies for the differentiation of malignant and benign bone lesions［J］. J Nucl Med，2002，43(4)：510 - 518.

［6］Dimitrakopoulou-Strauss A，Strauss LG，Schwarzbach M，et al. Dynamic PET [18]F - FDG studies in patients with primary and recurrent soft-tissue sarcomas：impact on diagnosis and correlation with grading［J］. J Nucl Med，2001，42(5)：713 - 720.

［7］Strauss LG，Dimitrakopoulou-Strauss A，Koczan D，et al. [18]F - FDG kinetics and gene expression in giant cell tumors［J］. J Nucl Med，2004，45(9)：1528 - 1535.

［8］Morita K，Katoh C，Yoshinaga K，et al. Quantitative analysis of myocardial glucose utilization in patients with left ventricular dysfunction by means of [18]F - FDG dynamic positron tomography and three-compartment analysis［J］. Eur J Nucl Med Mol Imaging，2005，32(7)：806 - 812.

［9］Yokoyama I，Inoue Y，Moritan T，et al. Measurement of skeletal muscle glucose utilization by dynamic [18]F - FDG PET without arterial blood sampling［J］. Nuclear Medicine Communications，

2005,26(1):31 – 37.

[10] Henze M, Dimitrakopoulou-Strauss A, Milker-Zabel S, et al. Characterization of [68]Ga – DOTA – D – Phe1 – Tyr3 – octreotide kinetics in patients with meningiomas [J]. J Nucl Med, 2005,46(5):763 – 769.

[11] Wahl LM, Asselin MC, Nahmias C. Regions of interest in the venous sinuses as input functions for quantitative PET [J]. J Nucl Med, 1999,40(10):1666 – 1675.

[12] Li EJ, Spencer BA, Schmall JP, et al. Efficient delay correction for total-body PET kinetic modeling using pulse timing methods [J]. J Nucl Med, 2022,63(8):1266 – 1273.

[13] Wang G, Nardo L, Parikh M, et al. Total-Body PET Multiparametric imaging of cancer using a voxel-wise strategy of compartmental modeling [J]. J Nucl Med, 2022,63(8):1274 – 1281.

[14] Srinivas SM, Dhurairaj T, Basu S, et al. A recovery coefficient method for partial volume correction of PET images [J]. Annals of Nuclear Medicine, 2009,23(4):341 – 348.

[15] Zhang X, Cherry SR, Xie Z, et al. Subsecond total-body imaging using ultrasensitive positron emission tomography [J]. Proc Natl Acad Sci USA, 2020,117(5):2265 – 2267.

第五章

全身 PET/CT 动态采集信息解读与应用

全身 PET/CT(TB PET/CT)所具有的超长轴向视野、高灵敏度和高时间分辨率,使其能够完成全身动态显像。基于全身实时动态影像分析,不仅实现了药代动力学的可视化研究,而且还可以进行参数成像以及借助靶组织或者器官的时间放射性曲线,对靶组织或者器官的血供和显像剂的分布过程及状态进行评价,获得有价值的生物学信息。

第一节 TB PET/CT 参数成像及应用探索

PET 是一种无创定量成像工具,可动态监测放射性示踪剂在人体内的时空分布,反映组织的生理学信息。相较静态 PET 显像,利用示踪动力学方法模拟放射性示踪剂在体内的时空分布,可量化具有生理意义的参数,生成放射性示踪动力学参数图像。参数图像显示了每个图像体素对应的动力学参数值,可有效反映不同组织内部的示踪剂摄取。

示踪剂动力学模型基于定量的数学模型模拟示踪剂注射进入体内后的一系列生化反应,并结合 PET 图像数据和采集到的生理数据,进行组织的示踪剂动力学参数估计。动力学参数的获取分为以下三个步骤:建立数学模型、输入函数和输出函数的获取以及参数估计。

房室模型是一种经典的示踪动力学模型,该模型常用于描述放射性示踪剂在全身的分布情况。在该模型中,房室指的是示踪剂可能存在的某种状态,而不是固定的解剖学结构。因此,一个房室可以由不同的生物组织构成,而同一生物组织内也可能包含多个不同的房室,示踪剂以特定的速率进入和离开每个房室。该模型相对简单,可有效地从 PET 数据中量化特定区域的生理参数。输入函数、输出函数和动力学参数是房室模型的 3 个基本要素。输入函数表示的是血浆中放射性示踪剂的浓度随时间变化的过程。目前,动脉采血是获取输入函数的"金标准"。为避免侵入式操作所带来的风险,研究人员提出了基于图像衍生的输入函数,即通过在图像中的左心室、左心房和主动脉等血池中勾画 ROI 以获取输入函数进行示踪动力学建模,进而估计模型参数的方法。输出函数表示的是组织的时间活度曲线(TAC),可在 PET 动态扫描的图像上直接对目标组织进行 ROI 勾画以获取。基于确定的输入函数、输出函数和动力学模型,通过一定的数据拟合即可获得不同组织相应的动力学参数。

目前,许多研究对房室模型进行了简化。其中,图形分析方法,如基于不可逆房室模型的线性化表示的 Patlak 分析,通常被认为是所有动力学模型中的"金标准",其根据靶组织 TAC、示踪剂动力学模型和血浆葡萄糖水平来计算示踪剂净流入速率常数(Ki),易获取 Ki 参数图像。研究表明,Ki 参数图像通过抑制血池中[18]F-FDG 的生理性分布,使病灶的异常摄取区具有更高的对比度,提高病灶探测效能。因此,当肿瘤[18]F-FDG 摄取较低或病灶位于生理性摄取较高的组织或器官(如肝脏)时,Ki 参数图像要优于静态 PET 图像(图 5-1)。而对于显像剂生理性分布较低的组织器官以及病灶显像剂摄取远高于其周围本底生理性摄取时,Ki 参数成像在病灶检出上并无显著优势,但是 Ki 参数图像具有更高的肿瘤靶本比值(tumor-background ratio,TBR),提高了诊断的把握度(图 5-2)。

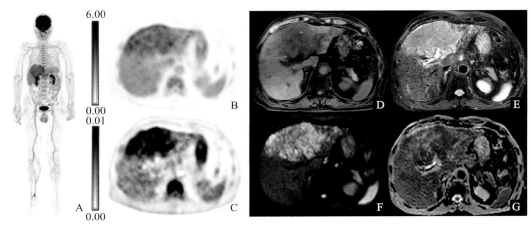

图 5-1 肝脏恶性肿瘤半剂量参数图像

男性,63 岁。半剂量(1.85 MBq/kg)[18]F-FDG TB PET/CT 动态采集 75 min。图像重建 15 min PET 静态图像(A. MIP;B. 横断面)及 Ki 参数图像(C. 横断面)。如图箭头所示,静态图像上显示不清的肝脏左外叶病灶,Ki 参数图像可清楚显示病灶具有[18]F-FDG 异常摄取。同日完成[18]F-FDG PET/MR 检查,T_1WI(D)、T_2WI(E)、DWI(F)及 ADC(G)图像中能明确显示该病灶。

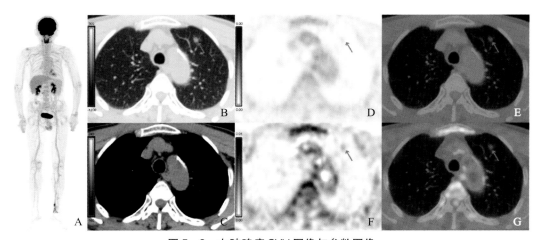

图 5-2 左肺腺癌 SUV 图像与参数图像

男性,70 岁。十分之一剂量(0.37 MBq/kg)[18]F-FDG TB PET/CT 动态采集 75 min。重建 15 min PET 图像(A,MIP)、CT 图像肺窗(B)和纵隔窗(C)、PET 图像(D)及 PET/CT 融合图像(E)、Ki 参数图像(F)及融合图像(G)。如箭头所示,左肺上叶病变在静态图像和 Ki 参数图像上的 TBR 分别为 3.1 和 5.7。术后病理诊断为浸润性肺腺癌,分化 Ⅱ 级。

目前，基于线性图形模型（如 Patlak 模型和 Logan 模型）和非线性动力学模型的参数化图像重建方法已经建立。PET 参数成像方法为间接重建法和直接重建法。间接重建法是首先将动态 PET 扫描全过程获得的数据进行逐帧重建，获取每一时间帧的放射性活度分布图像，然后应用示踪动力学模型拟合每个体素上的 TAC 以获取参数图像。该方法易实施，计算简单且速度较快，但由于重构图像中的噪声分布难以建模，导致参数图像的噪声通常较高。直接重建法则是将示踪动力学模型和 PET 图像重建模型结合成一个数学问题，可直接从动态 PET 数据重建得到参数图像。凭借对于噪声的建模优势，它可直接从动态 PET 正弦图中获取更为精准的示踪剂动力学参数估计结果，是比间接重建法更好的一个替代方法。

（何依波　张一秋　石洪成）

第二节　TAC 在肝脏肿瘤鉴别诊断中的应用

PET 参数图像在肿瘤、心脏及神经系统疾病等领域均有广泛应用。然而，参数成像仍面临着许多挑战。首先，动态采集需要较长时间（常规 60 min），影响整体临床工作效率，对难以长时间保持体位不动者，如儿童或重症患者，长时间扫描易造成运动伪影，影响图像质量；其次，通过动脉采血获取输入函数存在一定风险，而如何快速、无创地获得精确的输入函数也是目前研究的难点；再者，由于肝脏具有双重血供，其动力学参数的估计也需包括来自肝动脉和门静脉的示踪剂输入。尽管肝脏参数成像对静态 PET 图像具有一定的增益价值，但现有的基于单输入函数的动力学模型可能会导致其动力学参数的整体低估。

本团队基于动态成像 TAC 特征回顾性分析了 109 名接受 60 min TB PET/CT 动态采集的肝细胞癌（hepatocellular carcinoma，HCC）、肝内胆管癌（intrahepatic cholangiocarcinoma，ICC）和肠癌肝转移（colorectal cancer with liver metastasis，CRLM）患者的影像学资料，将动态采集获得的 TAC 分为灌注相（前 3 min，5 s/帧）和代谢相（后 57 min，3 min/帧），动脉期定义为灌注相腹主动脉活度峰值后 15 s，动态显像中的快进定义为动脉期所在帧的 TBR 均大于 1.5；将代谢相肿瘤 TAC 分为三种类型（图 5-3）：A 型为持续上升；B 型为前 30 min 逐渐下降（接近于肝脏本底），后 30 min 逐渐上升；C 型为逐渐下降；TBR 通过将肿瘤活度除以肝脏本底活度来计算，30 min TBR（TBR_{30}）与 60 min TBR（TBR_{60}）分别为注射后 27~30 min 和 57~60 min 的数据重建图像的 TBR；$TBR_{30/60} = (TBR_{60} - TBR_{30})/TBR_{30}$，C 型图像不纳入 $TBR_{30/60}$ 计算；结果显示，以快进作为 HCC 的诊断标准，其灵敏度、特异性、阳性预测值和阴性预测值分别为 66.7%、75.6%、48.6% 和 86.8%，以 B 型曲线作为 HCC 的诊断标准，特异性和阴性预测值分别为 82.9% 和 82.4%。该研究结果表明 TB PET/CT 动态显像获得的 TAC 结合 $TBR_{30/60}$ 对肝肿瘤诊断提供增益价值，是对静态 PET/CT 影像的有效补充。

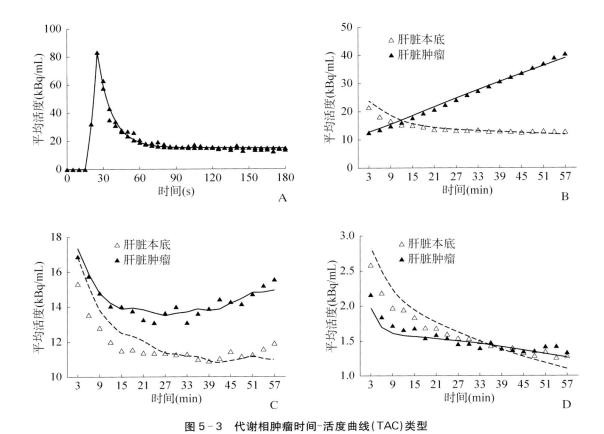

图 5-3　代谢相肿瘤时间-活度曲线(TAC)类型

　　正常主动脉 TAC(A)，呈高耸单峰；A 型曲线(B)，肿瘤 TAC 从 3 min 到 60 min 持续上升；B 型曲线(C)，肿瘤 TAC 从 3 min 到 30 min 逐渐下降(类似于肝脏本底趋势)，在 30 min 后逐渐上升；C 型曲线(D)，肿瘤 TAC 从开始到结束均呈逐渐下降趋势。

(何依波　蔡丹杰　张一秋　石洪成)

第三节　TB PET/CT 全身动态影像评价靶器官功能状态

　　TB PET/CT 全身动态影像具有丰富的内涵，不仅可以观察显像剂在不同组织器官内的生理性分布状态，而且还可以动态评价靶器官在某些因素干预前后的功能变化。

　　前列腺特异性膜抗原(prostate specific membrane antigen，PSMA)是一个主要存在于前列腺组织的 II 型跨膜糖蛋白，在大多数前列腺癌原发灶和转移灶中均有高表达。鉴于此，针对 PSMA 靶点的诊疗一体化在临床上逐渐展开。[68]Ga-PSMA-11 因肿瘤组织摄取程度高、血液清除快和肝脏本底低等特点在临床上广泛使用，不仅用于诊断，而且还用于预判[177]Lu-PSMA 等治疗性药物的体内分布。

^{68}Ga-PSMA-11 在唾液腺具有很高的生理性摄取,当使用 β 或者 α 粒子等治疗性核素标记 PSMA 治疗前列腺癌转移灶时,具有导致干燥症的潜在风险。基于此,我们团队探讨了 ^{68}Ga-PSMA-11 TB PET/CT 动态显像过程中,通过含服维生素 C 减少唾液腺聚集 ^{68}Ga-PSMA-11 的程度,以减少在使用治疗性放射性药物对唾液腺辐射损伤的可行性。

2020 年 10 月至 2021 年 3 月,我们团队对 31 例前列腺癌患者进行了低剂量 TB PET/CT(uEXPLORER)60 min 全身动态显像,所有患者均经足部静脉弹丸注射 ^{68}Ga-PSMA-11(0.027 mCi/kg)。其中 11 名患者随机入选试验组,在动态采集 30 min 时给予 400 mg 维生素 C 含服,其余 20 名患者作为对照组,在动态显像过程中不予以维生素 C 含服。采集结束后,将原始数据重建成 55 帧图像,前 36 帧重建图像为 5 s/帧,后 19 帧重建图像为 180 s/帧。在重建后的 PET 静态图像上通过系统自动分割软件勾画 VOI,分别获得双侧腮腺和颌下腺的 TAC。在 60 min 时间点(第 55 帧)PET 图像上记录上述 VOI 的 SUV_{mean} 并计算 30~60 min SUV_{mean} 的变化趋势。

分析结果显示,在第 55 帧 PET 静态图像上,试验组的前列腺癌患者左、右侧腮腺和左、右侧颌下腺的 SUV_{mean} 分别为 15.4±3.1、15.0±2.6、14.9±4.4 和 15.4±4.2,而对照组患者分别为 19.4±3.8、20.1±3.6、22.6±5.6 和 22.7±5.9。两组间的 SUV_{mean} 差异具有统计学意义($P<0.001$)。试验组的左、右侧腮腺和左、右侧颌下腺 SUV_{mean} 较对照组分别下降了 26%、34%、52% 和 48%;30~60 min 的斜率分别为 0.63±0.13、0.64±0.14、0.56±0.25 和 0.62±0.26,而对照组则分别为 0.84±0.21、0.84±0.17、1.01±0.34、1.02±0.37,两组间变化趋势的差异均具有统计学意义(P 均<0.05)。

本研究结果表明,TB PET/CT 动态显像能够评价靶组织或者靶器官功能的动态变化(图 5-4)。

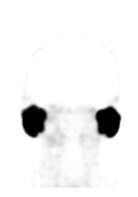
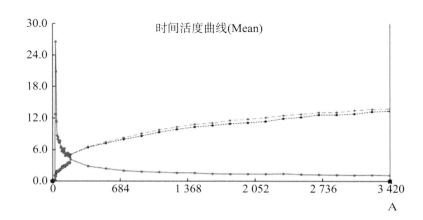

A

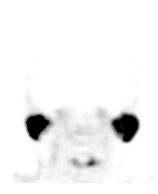
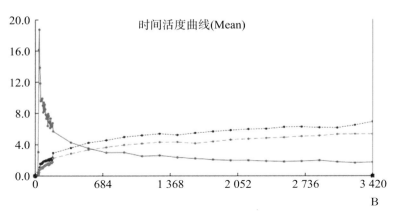

图 5-4　唾液腺聚集^{68}Ga-PSMA-11 的时间活度曲线

　　^{68}Ga-PSMA-11 TB PET/CT 全身动态显像,对照组受检者双侧腮腺时间活度曲线(A)和 30 min 时含服维生素 C 的试验组受检者双侧腮腺时间活度曲线(B),后者在 30~60 min 时间活度曲线的斜率明显低于前者。

(吕　靖　余浩军)

主要参考文献

[1] Sari H, Mingels C, Alberts I, et al. First results on kinetic modelling and parametric imaging of dynamic ^{18}F-FDG datasets from a long axial FOV PET scanner in oncological patients [J]. Eur J Nucl Med Mol Imaging, 2022,49(6):1997-2009.

[2] Dimitrakopoulou-Strauss A, Pan L, Sachpekidis C. Parametric imaging with dynamic pet for oncological applications:protocols, interpretation, current applications and limitations for clinical use [J]. Semin Nucl Med, 2022,52(3):312-329.

[3] Dias AH, Pedersen MF, Danielsen H, et al. Clinical feasibility and impact of fully automated multiparametric PET imaging using direct Patlak reconstruction:evaluation of 103 dynamic whole-body ^{18}F-FDG PET/CT scans [J]. Eur J Nucl Med Mol Imaging, 2021,48(3):837-850.

[4] Fahrni G, Karakatsanis NA, Di Domenicantonio G, et al. Does whole-body Patlak ^{18}F-FDG PET imaging improve lesion detectability in clinical oncology? [J]. Eur Radiol, 2019,29(9):4812-4821.

[5] Zaker N, Kotasidis F, Garibotto V, et al. Assessment of lesion detectability in dynamic whole-body PET imaging using compartmental and Patlak parametric mapping [J]. Clin Nucl Med, 2020,45(5):e221-e231.

[6] Zhang X, Xie Z, Berg E, et al. Total-body dynamic reconstruction and parametric imaging on the uEXPLORER [J]. J Nucl Med, 2020,61(2):285-291.

[7] Wang T, Wu KY, Miner RC, et al. Reproducible quantification of cardiac sympathetic innervation using graphical modeling of carbon-11-meta-hydroxyephedrine kinetics with dynamic PET-CT imaging [J]. EJNMMI Res, 2018,8(1):63.

[8] Ilan E, Sandström M, Velikyan I, et al. Parametric net influx rate images of ^{68}Ga-DOTATOC and ^{68}Ga-DOTATATE:quantitative accuracy and improved image contrast [J]. J Nucl Med, 2017,58(5):744-749.

［9］ 迪丽比热·阿迪力,蔡丹杰,曹炎焱,等.(18)F-FDG 全身 PET/CT 动态采集对肝脏恶性肿瘤诊断的增益价值[J].中华核医学与分子影像杂志,2022,42(12):724-728.

［10］ Yu H，Lv J，Hu P，et al. Reduction of radiation accumulation in salivary glands through oral vitamin C during ^{68}Ga-PSDUA-11 total-body dynamic PET/CT imaging ［J］. Nucl Med Commun，2022,43（2）:166-171.

第六章

半剂量全身 PET/CT 显像的临床应用

在临床上普遍使用的具有 15～30 cm 轴向视野的常规 PET/CT,图像采集时推荐不小于 7 MBq/(kg·min)/床位,折算为采用 2 min/床位,常规注射[18]F‐FDG 剂量约为 3.7 MBq/kg。具有 194 cm 超长轴向视野的 TB PET/CT,系统灵敏度明显提高,为低剂量 PET 显像奠定了基础。根据欧洲医学协会推荐[18]F‐FDG 显像注射剂量(3.7 MBq/kg)的一半,即 1.85 MBq/kg 的半剂量 PET 显像,不仅可以通过减少放射性药物的使用量降低成本,或者在药物供给有限的前提下,通过半剂量显像能够服务于更多的患者,而且还可以有效地降低辐射剂量。

第一节　半剂量 TB PET/CT 显像的可行性研究

一　半剂量 TB PET/CT 与常规数字 PET/CT 显像对比分析

为验证半剂量 TB PET/CT 显像临床应用的可行性,选择一组肺癌患者进行半剂量[18]F‐FDG TB PET/CT 影像检查与另一组肺癌患者应用常规数字 PET/CT 影像检查的资料并进行了对比分析。半剂量[18]F‐FDG TB PET/CT(uEXPLORER)组纳入 56 例在治疗前完成检查并在后期经病理确诊为原发性肺癌患者;常规数字 PET/CT(uMI780)组是从数据库中选择 28 例行全剂量[18]F‐FDG 显像采集 2 min/床位的肺癌患者资料,且所选择患者在年龄、性别、BMI、糖尿病史、注射后等待时间、肺癌病理类型、病灶大小等方面特征与半剂量[18]F‐FDG TB PET/CT 组患者信息相匹配。常规数字 PET/CT uMI780 具有 30 cm 的轴向视野,与超长轴向视野 TB PET/CT 仪为同一厂家生产,堪称 TB PET uEXPLORER 的"微缩版"。除了轴向视野不同之外,具有基本相同的硬件配置。

半剂量组 TB PET 采集时间是 15 min,之后进行重建将数据切割为 2 min 组和 4 min 组,这些图像分别标记为 G15、G2 和 G4。全剂量组的常规数字 PET 采集时间为 2 min/床位。图像重建条件为:采用有序子集最大期望值迭代法、飞行时间和点扩散函数重建,进行 3 次迭代,20 个子集,矩阵 192×192,层厚 1.443 mm,高斯滤波 3 mm。

图像质量通过主观和客观两个维度进行评价。图像主观分析方法为李克特量表 5 分法(5 分‐优秀,1 分‐差),其中 3 分为相当于临床实践中使用的质量,满足临床诊断需求。PET

图像质量主观评价由从事核医学临床工作≥5 年的医生独立评定。客观图像质量评价半定量指标包括肝脏最大标准摄取值（maximum standard uptake value，SUV$_{max}$）、平均标准摄取值（mean standard uptake value，SUV$_{mean}$）、信噪比（SNR）和纵隔血池 SUV$_{max}$、SUV$_{mean}$。为了测量肝脏的背景摄取值，在肝脏右叶门静脉分叉处手工勾画一个直径为 20 mm 的 ROI，避开所有可辨认的病变和肝内大血管。为了测量纵隔血池的背景摄取值，在支气管分叉处的升主动脉上绘制同样大小或适当缩小的 ROI，避开血管壁。肝脏 SNR 的计算方法是 SUV$_{mean}$ 除以其 SD。G15 作为 G2 和 G4 检测病灶的参考标准。

　　PET 图像主观评分研究结果显示，G2 组的 TB PET 图像质量主观评分为 4.3±0.7，明显高于全剂量常规数字 PET 组（3.7±0.6）。G4 组和 G15 组 TB PET 图像质量主观评分分别为 4.9±0.2 和 5.0±0.0。PET 图像客观评价结果显示 G2 组的肝脏 SNR 值明显高于全剂量组常规数字 PET/CT 组，对应的 SNR 值分别为 11.7±1.5 和 8.3±1.2。以 G15 作为参照，所有病灶均可以在 G2 和 G4 组被检测出。

　　通过与匹配的常规数字 PET/CT 显像图像质量主观评价和客观评价综合分析，结果显示半剂量 ^{18}F-FDG TB PET/CT 显像重建 2 min 图像质量可满足临床诊断需求，且其图像质量优于临床常规数字 ^{18}F-FDG PET/CT 显像图像质量（图 6-1）。

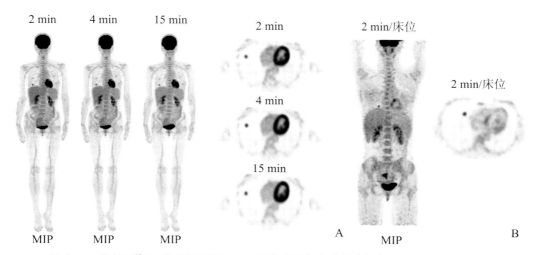

图 6-1　半剂量 ^{18}F-FDG TB PET 2 min 图像质量与和全量常规数字 PET 图像质量相当

A. 女性，51 岁。右肺下叶浸润性腺癌，Ⅱ～Ⅲ级。半剂量 ^{18}F-FDG TB PET/CT 2 min、4 min 和 15 min 显像的最大密度投影图和横断面图。B. 女性，43 岁。右肺中叶腺癌，Ⅱ～Ⅲ级。全剂量 ^{18}F-FDG 常规数字 PET/CT 采集 2 min/床位采集最大密度投影图和横断面图。

二　半剂量与全剂量 TB PET/CT 显像的对比分析

　　根据公式 SNR$\approx k\sqrt{S\times A\times T}$，其中 k 为常数，S 为检测事件数与灵敏度，A 为放射性药物的活度，T 为扫描时间。同一台仪器 k 及 S 是固定值，为保证图像质量 SNR 不变，理论上 A 与 T 是反比关系。因此，复旦大学附属中山医院核医学科团队进一步对半剂量 ^{18}F-FDG PET 与全剂量 TB PET/CT 显像结果进行了对比分析，以验证半剂量 ^{18}F-FDG

PET 显像的可行性和可靠性。选择 50 例在治疗前行半剂量 [18]F - FDG TB PET/CT 检查的结直肠癌患者，在数据库中选择 50 例在术前行全剂量 [18]F - FDG TB PET/CT 检查的结直肠癌患者，且受检者的年龄、性别、BMI、糖尿病史、注射后等待时间、肠癌病理类型、病灶大小等与半剂量 [18]F - FDG PET 组患者的信息相匹配。对半剂量 [18]F - FDG PET 组和全剂量组的影像进行对比分析。

半剂量组 TB PET 采集时间是 15 min (G15)，之后进行重建将数据切割为 1 min、2 min、3 min、4 min 和 10 min，这些图像分别标记为 G1、G2、G3、G4 和 G10。全剂量组 TB PET 采集时长为 5 min (G5′)，之后进行重建将数据切割为 30 s、1 min 和 2 min，这些图像分别标记为 G0.5′、G1′和 G2′。图像重建条件同本节第一部分。

图像质量通过主观和客观两个维度进行评价。主观 PET 图像质量评定标准和方法同上一部分。客观的图像质量评价半定量指标包括肝脏 SUV_{max}、SUV_{mean}、SNR，纵隔血池 SUV_{max}、SUV_{mean}、SNR 和肌肉 SUV_{max}、SUV_{mean}、SNR。在支气管分叉处的升主动脉上绘制 20 mm 大小的 ROI 或适当缩小的 ROI，避开血管壁，代表血池半定量测量值。为了测量肝脏的背景摄取值，在肝脏右前叶上段、下段、右后叶及左外叶各勾画一个直径为 20 mm 的 ROI，避开所有可辨认的病变和肝内大血管，取其平均值代表整个肝脏的半定量测量值。在第三骶孔水平的双侧臀大肌处各勾画一个直径为 20 mm 的 ROI，取两者平均值代表肌肉半定量测量值。选择比较 G1 与 G0.5′、G2 和 G1′、G4 和 G2′，以及 G10 和 G5′这些组别 PET 图像的主观评分和客观半定量指标。病灶客观分析的代表性指标包括 SUV_{max} 和肿瘤与背景的比率（tumor-background ratio，TBR）。使用感兴趣的容积（VOI）测量病灶 SUV_{max}。TBR 是指病变对比度，计算方法是病灶的 SUV_{max} 除以肝脏的 SUV_{mean}。分别以 G15 和 G5′PET 图像作为各组的参考，计算其他相应各组的病变检出率。

图像质量主观评价结果显示半剂量组中，G15、G10、G4、G3、G2 和 G1 的图像质量主观评分分别为 4.98 ± 0.10、4.57 ± 0.25、3.93 ± 0.23、3.28 ± 0.43、3.00 ± 0.20 和 2.06 ± 0.19。全剂量组中，G5′、G2′、G1′和 G0.5′的图像质量主观评分分别为 4.47 ± 0.40、3.92 ± 0.23、2.95 ± 0.18 和 2.16 ± 0.34。G3 和 G2′的图像质量主观评分均 $\geqslant3$ 分，符合临床诊断要求。图像客观评价结果显示 G3 的肝脏 SNR（13.48 ± 2.36）、纵隔血池 SNR（16.94 ± 6.17）和肌肉 SNR（11.50 ± 2.60）均显著低于 G15（依次为 30.11 ± 10.07、31.45 ± 11.55 和 20.87 ± 9.02；P 均 <0.001）。对于结直肠病变，G3 的 SUV_{max}（23.3 ± 12.9）和 TBR（8.9 ± 4.8）均明显高于 G15（分别为 20.1 ± 11.0 和 7.8 ± 4.2；P 均 <0.05）。而对于转移性淋巴结和肝脏病灶，G3 的 SUV_{max} 和 TBR 与 G15 均无统计学差异（P 均 >0.05）。在半剂量组中，所有组别中经手术病理证实的 50 例患者的 56 个结直肠病灶均清晰可见。G1 组的糖代谢增高的淋巴结数量为 37 个，G2 为 38 个，其余组均为 39 个。G1 和 G2 组均漏诊 1 个肝转移灶。该研究结果显示，与全剂量 [18]F - FDG TB PET/CT 相比，半剂量 [18]F - FDG TB PET/CT 可用于结直肠癌的诊断和分期，其 3 min 的采集时长的图像质量可满足临床诊断需求。

半剂量（图 6 - 2）与全剂量（图 6 - 3）TB PET/CT 显像在 G1 和 G0.5′、G2 和 G1′、G4 和 G2′以及 G10 和 G5′组对比中，主观和客观 PET 图像质量方面均无显著差异，进一步验证了半剂量 TB PET/CT 显像的可行性和可靠性。

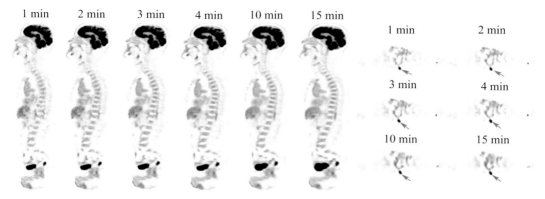

图 6-2　直肠癌半剂量 TB PET 图像

　　男性,79 岁。直肠溃疡型腺癌,分化Ⅱ级。半剂量(3.4 mCi)[18]F-FDG,TB PET/CT 显像,采集时长分别为 1 min、2 min、3 min、4 min、10 min 和 15 min,可见随着采集时长增加,PET 图像噪声逐渐减低,重建 1 min 图像质量较差。

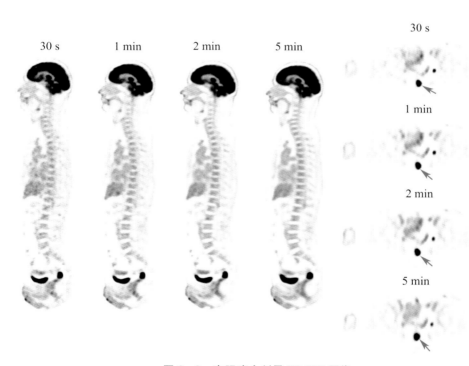

图 6-3　直肠癌全剂量 TB PET 图像

　　男性,54 岁。直肠溃疡型腺癌,分化Ⅱ～Ⅲ级。全剂量(6.2 mCi)[18]F-FDG,TB PET/CT 显像,采集时长分别为 30 s、1 min、2 min 和 5 min。随着采集时长增加,PET 图像噪声逐渐减低,重建 30 s 图像质量较差。

（谭　辉）

第二节 半剂量 TB PET/CT 采集条件的验证

在注射剂量不变的情况下,图像质量与采集时间正相关。半剂量 ^{18}F - FDG TB PET/CT 显像的适宜采集条件已初步建立,但是需要进一步的验证和完善。

回顾性分析复旦大学附属中山医院核医学科 PET/CT 分子影像中心行半剂量 ^{18}F - FDG TB PET/CT 显像的病例,并分为初始探索队列和临床验证队列。将 2019 年 10 月至 2019 年 12 月间的 46 例肿瘤患者(包括肺、结直肠、胆管、肝脏及胃部位肿瘤)接受半剂量 ^{18}F - FDG TB PET/CT 显像病例作为探索队列,用于建立采集时长的初步方案。临床验证队列纳入 2019 年 12 月至 2021 年 6 月间共 147 名恶性肿瘤或疑似恶性肿瘤患者,以验证探索队列的结果,并进一步确定采集时长的最佳范围。初始探索队列的受检者 PET 图像采集时间为 15 min(G15),再重建切割为 1 min、2 min、3 min、5 min、8 min 的图像,分别标记为 G1、G2、G3、G5、G8。在临床验证队列中使用 15 min 和 10 min 的采集时长获得的图像统称为 Gs 图像。为了进一步探讨探索队列的结果,所有 PET 图像被重建,并进一步分为 Gs、G8、G5、G3 和 G2 图像。图像重建条件为:采用有序子集最大期望值迭代法、飞行时间和点扩散函数重建,进行 3 次迭代、20 个子集,矩阵 192×192,层厚 1.443 mm,高斯滤波 3 mm。

对图像质量进行主观和客观两个维度进行评价。图像主观分析方法同本章第一节。客观 PET 图像质量评价包括肝脏和纵隔血池的半定量分析指标:SUV_{max}、SUV_{mean} 和标准偏差(SD)。将相同大小的 ROI 分别勾画在不同采集时长系列图像的同一断面的相同位置上,以减少组间差异。病灶客观分析的指标包括 SUV_{max} 和 SUV 峰值(SUV_{peak})以及 TBR。使用感兴趣的体积(VOIs)测量病灶 SUV_{max} 和 SUV_{peak}。选择 G15(探索数据集)和 Gs(验证数据集)图像中发现的病变数量作为参考,计算不同采集时长图像的病变检出率。由两位核医学医生分析每个队列的图像质量,完成首次分析后,间隔≥2 周时间重新分析。

研究结果显示,探索队列中 G1、G2、G3、G5 和 G8 的图像质量主观评分分别为 2.0±0.2、2.9±0.3、3.0±0.0、3.9±0.2 和 4.2±0.4。G1 中的有 2 例图像质量评分为 1 分,其余各组的主观评分均≥2 分。PET 图像质量客观评价结果显示,随着采集时间的增加,图像噪声逐渐降低,肝脏 SNR 逐渐增加。病理结果证实了 46 个病例中共有 75 个病灶,以 G15 组图像作为参照,G1 和 G2 图像的病变检出率分别为 85.3%(58/68)和 97.1%(66/68),其余组图像病变检出率为 100%(68/68)。

在验证队列中,共纳入 147 个病例,包括全身多个部位肿瘤,其中共 240 个病灶(163 个原发肿瘤,69 个可疑淋巴结转移,8 个远处转移)。G2、G3、G5、G8 和 Gs 的主观图像质量评分分别为 3.0±0.2、3.0±0.1、3.6±0.5、4.0±0.3 和 4.4±0.5。G2、G3 的主观评分基本处于同一水平(约为 3 分)。G15 共检出 204 个病灶,G8、G5、G3 和 G2 的病灶检出率分别为 100%(204/204)、99.0%(202/204)、94.1%(192/204)和 90.2%(184/204)。

分析结果显示,2 min 采集时长可以获得基本满足临床诊断需求的图像质量。对于肺部肿瘤,半剂量 ^{18}F - FDG 全身 PET/CT 显像重建 2 min 图像质量可满足临床诊断需求及较高的病变诊断效能(图 6 - 4),而 3～5 min 的采集可满足胃肠道肿瘤等大多数的临床应用(图 6 - 5)。对于肝胆系统疾病,5～8 min 的采集时间更有利于获得充分的诊断或评价信息

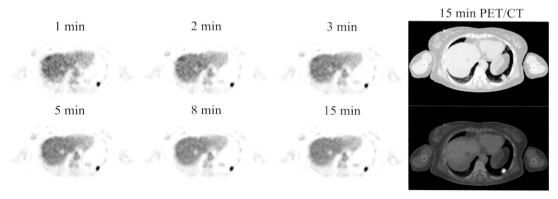

图 6 - 4 肺癌半剂量 TB PET/CT 图像

女性,60 岁。半剂量[18]F - FDG TB PET/CT 显像采集时长为 1 min、2 min、3 min、5 min、8 min 和 15 min 横断面 PET 图像、15 min CT 图像与 PET/CT 融合图像。如红色箭头所示,左肺下叶病变糖代谢较高,在不同采集时长的图像上均可显示。重建 1 min 图像肝脏信噪比较差。术后病理诊断为左肺下叶腺癌,分化 Ⅲ级,腺泡型为主,少部分为微乳头型。

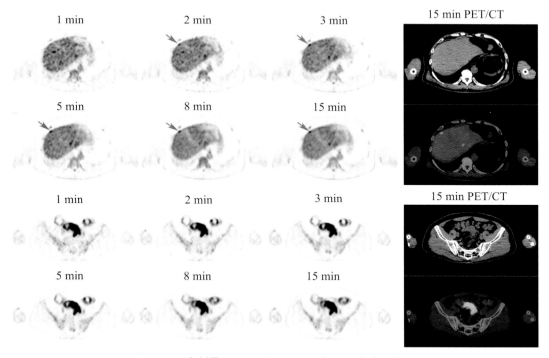

图 6 - 5 半剂量 TB PET/CT 显示乙状结肠癌伴肝转移

男性,56 岁。半剂量[18]F - FDG TB PET/CT 显像采集时长为 1 min、2 min、3 min、5 min、8 min 和 15 min 横断面 PET 图像、15 min CT 图像与 PET/CT 融合图像。肝脏转移灶在 2 min、3 min、5 min、8 min 和 15 min 图像上可以显示(红色箭头),1 min 图像无法从背景噪声中区别病灶。术后病理诊断为乙状结肠溃疡型腺癌,分化 Ⅲ级;肠腺癌肝转移。

（图 6 - 6）。综上所述，8 min 的采集时间不仅可以获得较高的图像质量，而且在病变的可检测率方面也可以作为 10 min 方案的替代方案。

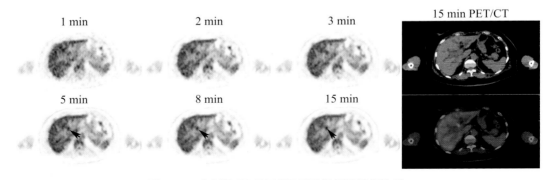

图 6 - 6 半剂量 TB PET/CT 显示肝门胆管细胞癌

女性，67 岁。半剂量[18]F - FDG TB PET/CT 显像重建 1～15 min 横断面 PET 图像、15 min CT 图像与 PET/CT 融合图像。在 5 min、8 min 和 15 min 图像上可见肝门部病灶（红色箭头），3 min 则未能显示病灶。术后病理诊断为肝门部胆管癌，分化Ⅲ级，浸润胆管壁全层并累及肝组织。

在注射显像剂剂量不变的前提下，随着体重指数（body mass index，BMI）的增加，光子衰减和散射率增加，穿透人体发射到体外的光子越来越少，峰值噪声等效计数率（NECR）下降，PET 图像质量也会降低。探索队列与验证队列共 193 例受检者，其中 BMI ≥ 28 kg/m² 有 23 例，BMI < 28 kg/m² 有 170 例。BMI ≥ 28 kg/m² 的受检者 G2、G3、G5、G8 和 Gs 的 PET 图像质量主观评分分别为 2.5±0.6、2.9±0.3、3.1±0.3、3.7±0.4 和 4.2±0.4，平均评分均略低于 BMI < 28 kg/m² 的受检者 PET 图像质量主观评分，其相应的 G2、G3、G5、G8 和 Gs 的 PET 图像质量主观评分分别为 2.7±0.5、3.0±0.2、3.5±0.5、3.9±0.2 和 4.4±0.5。其中 BMI ≥ 28 kg/m² 与 BMI < 28 kg/m² 的 G2、G3 组 PET 图像质量主观评分差异无统计学意义（P = 0.14，P = 0.179），而 G5、G8 和 Gs 组 PET 图像质量主观评分差异有统计学意义（P = 0.000，P = 0.04，P = 0.004）。因此，临床工作对于 BMI ≥ 28 kg/m² 受检者使用半剂量全身 PET 显像可以适当增加采集时间至 5 min 以上，才能获得更好的图像质量。

（谭 辉 何依波）

第三节 半剂量 TB PET/CT 显像在大动脉炎中的应用

活动性大动脉炎主要表现为受累的血管壁具有大量炎性细胞浸润，[18]F - FDG PET/CT 显像表现为病灶部位具有明显的显像剂聚集。[18]F - FDG PET/CT 显像被认为是发现活动性炎性病灶最为敏感的影像学方法，是实验室检查和其他影像学检查的有效补充。血管壁炎性病灶的检测受到多种因素的影响，如血液中过高的[18]F - FDG 浓度会掩盖血管壁聚集显像剂不明显的病灶。基于 TB PET/CT 的高灵敏度，注射半剂量[18]F - FDG 后 2 h 采集图像,从注射剂量、充分衰减和排泄等多个维度有效地降低血液中的^{18}F-FDG 比活度,同时有更长的时间让病灶充分摄取显像剂,继而最大程度地增加了病灶与血液本底之间的对比度。TB PET/CT 的另一优势在于全身显像,发现常规检查容易忽视的下肢血管病灶(图 6-7)。

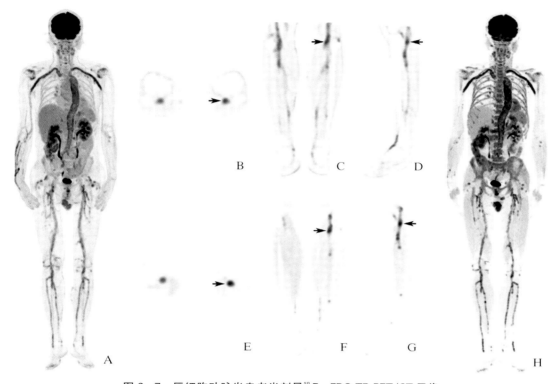

图 6-7　巨细胞动脉炎患者半剂量^{18}F-FDG TB PET/CT 显像

　　男性,65 岁。巨细胞动脉炎。半剂量^{18}F-FDG TB PET/CT 显像图像。A. 2 h 全身 MIP 图,肝脏 SUV$_{max}$(SUVL)=2.47,血池 SUV$_{max}$(SUVB)=1.58。B～D. 横断面、冠状面、矢状面 PET/CT 图上可见 2 h 腘动脉病灶;H. 5 h 全身 MIP 图,SUVL=1.77,SUVB=0.44。E～G. 横断面、冠状面、矢状面 PET/CT 图上可见 5 h 腘动脉病灶;在 2 h 和 5 h 扫描中,腘动脉(箭头)活动性病灶的 SUV$_{max}$ 为 4.77、6.55。

　　纳入 55 名符合 NIH 标准诊断为大动脉炎的患者,分别接受 2 h 和 5 h TB PET/CT 扫描,注射半剂量^{18}F-FDG。图像重建条件为有序子集最大期望值迭代法、飞行时间和点扩散函数重建,进行 3 次迭代、20 个子集,矩阵 192×192,层厚 1.443 mm,高斯滤波 3 mm。大动脉炎活动期与非活动期分类依据 1990 年 ACR 标准,55 名患者中活动期患者有 39 名、非活动期患者有 16 名。血管病灶摄取按三等级法(Ⅰ、Ⅱ、Ⅲ)分级,Ⅰ级为病灶 SUV$_{max}$ 低于肝脏 SUV$_{max}$,Ⅱ级和Ⅲ级分别为 SUV$_{max}$ 接近或高于肝脏 SUV$_{max}$,Ⅱ级和Ⅲ级视为阳性病变。主动脉及其主要分支被分为 26 段,分别为左右颈总动脉、左右锁骨下动脉、左右肺动脉、左右肾动脉、左右髂总动脉、左右股动脉、左右腘动脉、左右胫前动脉、左右胫后动脉、头臂干、升主动脉、主动脉弓、肺动脉干、胸主动脉、腹主动脉、腹腔干和肠系膜上动脉。如果一段主动脉出现多个病变,则只选择 SUV$_{max}$ 最高的病变来代表整段血管。分析病灶与血池的靶本比值,计算方式为病灶 SUV_{max} 除血池 SUV_{max}。

半剂量^{18}F‑FDG TB PET/CT 2 h 显像,所得图像血池本底较低,病灶的对比度更好(图 6‑8)。借助 TB PET/CT 的高灵敏度和 15 min/床位的采集,进一步提升探测效能。研究结果显示摄取程度最低的病灶 SUV_{max} 仅为 1.20,病灶与血池的靶本比为 2.22,彰显了 TB PET/CT 高灵敏度的优势。文献报道大约 10% 的大血管炎病灶位于腘动脉及以下血管,常规 PET/CT 易漏诊。得益于长轴向视野,TB PET/CT 能够发现常规检查容易被忽视的下肢血管病灶。

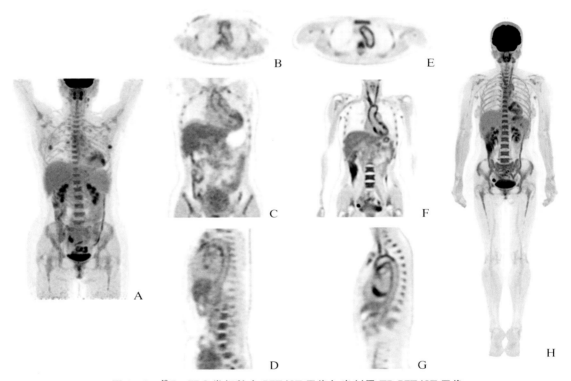

图 6‑8　^{18}F‑FDG 常规数字 PET/CT 显像与半剂量 TB PET/CT 显像

A～D. 女性,35 岁。临床诊断为活动期大动脉炎,同期血细胞沉降率(血沉)52 mm/h, C 反应蛋白(－)。A. 常规^{18}F‑FDG PET/CT 2 h 全身最大密度投影(MIP)图,SUVL＝2.35,SUVB＝0.9。B～D. 横断面、冠状面、矢状面 PET/CT 图上可见主动脉。E～H. 女性,39 岁。临床诊断为活动期大动脉炎,同期血细胞沉降率 43 mm/h, C 反应蛋白 17.9 mg/L。H.^{18}F‑FDG PET/CT 2 h 全身 MIP 图,SUVL＝1.99,SUVB＝0.7。E～G. 横断面、冠状面、矢状面 PET/CT 图上可见主动脉。A～D 图与 E～H 图对比分析,可见半剂量 TB PET 图像血池本底更低,血管壁病灶显示更佳。

半剂量^{18}F‑FDG TB PET/CT 延迟 5 h 显像有助于提升大动脉炎病灶的探测效率。复旦大学附属中山医院核医学科 PET/CT 分子影像中心对 39 例活动性大动脉炎患者进行了研究,共发现 415 个阳性病灶,2 h 和 5 h 显像对活动性大动脉炎病灶的检出率分别为 92.0%(382/415)和 94.2%(391/415),同时,靶血池比分别为 3.67 和 7.59。在 19 名非活动性大动脉炎患者中检测到 143 个活动性大动脉炎病灶,2 h 和 5 h 显像的病灶检出率分别为 97.9%（140/143）和 98.6%（141/143），同时靶血池比分别为 2.99 和 5.71。与 2h 显像相比，5h 显像病灶的平均靶血池比总体进一步上升，对比度增加（图 6-9），但 2h 显像和 5h 显像都存在病灶漏诊。因此，5h 显像应与 2h 显像相互补充，根据临床需求，联合使用有助于提高探测效率。

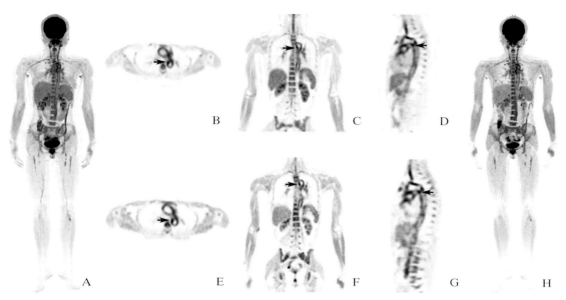

图 6-9　活动期大动脉炎患者半剂量¹⁸F-FDG TB PET/CT 显像

女性，21 岁。临床诊断为活动期大动脉炎。半剂量¹⁸F-FDG TB PET/CT 显像图像。A. 2h 全身 MIP 图，SUVL＝2.46，SUVB＝0.98。B～D. 横断面、冠状面、矢状面 PET/CT 图上可见 2h 胸主动脉病灶。H. 5h 全身 MIP 图，SUVL＝2.04，SUVB＝0.48。E～G. 横断面、冠状面、矢状面 PET/CT 图上可见 5h 胸主动脉病灶；在 2h 和 5h 扫描中，胸主动脉（箭头）中活动性 TA 病变的 SUV_{max} 为 6.56、7.62。

（谭　辉　蔡丹杰　迪丽比热·阿迪力）

主要参考文献

［1］ Tan H，Sui X，Yin H，et al. Total-body PET/CT using half-dose FDG and compared with conventional PET/CT using full-dose FDG in lung cancer［J］. Eur J Nucl Med Mol Imaging，2021，48（6）：1966-1975.

［2］ Tan H，Mao W，Cao Y，et al. Half-dose versus full-dose ¹⁸F-FDG total-body PET/CT in patients with colorectal cancer［J］. Nucl Med Commun，2022，43（8）：928-936.

［3］ He Y，Gu Y，Yu H，et al. Optimizing acquisition times for total-body positron emission tomography/computed tomography with half-dose ¹⁸F-fluorodeoxyglucose in oncology patients［J］. EJNMMI Phys，2022，9（1）：45.

［4］ Chen W，Liu L，Li Y，et al. Evaluation of pediatric malignancies using total-body PET/CT with half-dose ¹⁸F-FDG［J］. Eur J Nucl Med Mol Imaging，2022，49（12）：4145-4155.

［5］ Derlin T，Spencer BA，Mamach M，et al. Exploring vessel wall biology in vivo by ultra-sensitive total-body positron emission tomography [J]. J Nucl Med，2022，doi：10. 2967/jnumed. 122. 264550. Online ahead of print.

[6] Kubota K，Itoh M，Ozaki K，et al. Advantage of delayed whole-body FDG – PET imaging for tumour detection [J]. Eur J Nucl Med，2001，28(6)：696 – 703.

[7] Lodge MA，Lucas JD，Marsden PK，et al. A PET study of (18)FDG uptake in soft tissue masses [J]. Eur J Nucl Med，1999，26(1)：22 – 30.

[8] 蔡丹杰，迪丽比热·阿迪力，石洪成. [18]F – FDGTB PET/CT 2 小时显像探测大动脉炎病灶的价值[J]. 中华核医学与分子影像杂志，2022，42(8)：462 – 466.

[9] Adili D，Cai D，Wu B，et al. An exploration of the feasibility and clinical value of half-dose 5h total-body ^{18}F-FDG PET/CT scan in patients with Takayasu arteritis [J]. Eur J Nucl Med Mol Imaging，2023，doi：10. 10071s00259-023-06168. Epub ahead of print.

第七章 十分之一剂量全身 PET/CT 显像的临床应用

　　核医学诊疗项目中,按照相应的规范或者指南操作,患者接受的辐射剂量都在安全范围内。辐射会导致人体发生确定性效应或随机效应。剂量优化有助于减少患者和工作人员的辐射暴露。剂量优化应遵循 ALARA 原则(as low as reasonably achievable, ALARA),即在保证图像质量满足临床诊断需求的前提下尽可能地减少注射放射性显像剂的剂量。PET/CT 检查的辐射剂量来自两方面:CT 的 X 线辐射和 PET 的 β、γ 射线辐射。X 线能量高、电离作用强,可诱发人体各种生物效应,占据 PET/CT 辐射剂量的大部分。降低 CT 辐射剂量可通过降低管电流、降低管电压、增加螺距、降噪滤波或使用新的重建算法等方式实现。PET 的辐射剂量来自注射到体内显像剂中正电子核素发出的 β 射线,及其发生湮灭辐射时释放出的 γ 射线,与注射显像剂的剂量正相关。

　　PET 显像时放射性示踪剂所导致的辐射暴露一直备受关注。一次常规注射剂量的全身 PET 显像的辐射剂量约为 7～10 mSv。儿童[18]F - FDG PET/CT 肿瘤显像的指南强调,在图像质量满足诊断需求的前提下要尽可能地减少辐射剂量。使用指南推荐[18]F - FDG 显像注射剂量(3.7 MBq/kg)的十分之一,即 0.37 MBq/kg 的超低剂量显像,PET 显像的辐射剂量约为 0.4 mSv,对于婴幼儿、儿童、青少年等辐射敏感人群具有重要意义,对于需要短时间内多次 PET/CT 显像评价疗效的患者也具有明显的优势。

　　常规数字 PET/CT 轴向视野为 15～30 cm,受制于其灵敏度,减少显像剂注射剂量会导致计数不足、图像噪声增加、降低图像质量和病灶检出率,若要减少显像剂的注射剂量则需增加采集时间以避免因计数不足而降低图像质量。但对于依从性较低的儿童或耐受性较差的病重者,过长的采集时间会增加患者的不适感,导致其在检查过程中运动而产生伪影并降低图像质量。轴向视野为 194 cm 的 TB PET/CT 具有超过 40 万个硅酸镥闪烁晶体,极大地提高了光子的探测效率,其探测效率是常规 PET/CT 的 40 倍,使得低剂量 PET 显像成为可能。文献报道,注射常规剂量的 1/20,TB PET/CT 全身成像依然展示了卓越的性能,在明显降低辐射剂量的同时,图像信噪比较常规 PET/CT 提高了 6.9 倍。十分之一剂量 PET 显像具有明显优势,但尚未广泛应用于临床,其方法学的内涵和临床应用的价值还需要广而告之。

第一节　十分之一剂量¹⁸F‐FDG TB PET/CT 显像的方法学建立

以欧洲核医学协会指南中推荐的应用常规 PET/CT 进行¹⁸F‐FDG 显像的注射剂量（3.7 MBq/kg）为参考,我们团队将推荐剂量的十分之一（0.37 MBq/kg）定义为超低剂量。

注射剂量已经明确,需要有与之相适宜的采集时间,才能获得符合诊断需求的 PET 图像质量。基于此,本研究通过对一组肿瘤患者进行十分之一剂量 TB PET/CT 显像,通过对模拟不同采集时间的 PET 图像质量评价,优选出满足诊断需求的适宜采集时间。

选择 30 例经病理证实的恶性肿瘤患者,且满足空腹血糖<7.0 mmol/L,BMI<30 kg/m² 者进行十分之一剂量（0.37 MBq/kg）¹⁸F‐FDG TB PET/CT 检查。其中男性 20 名,女性 10 名,平均年龄为 66.10±8.44 岁,平均 BMI 为 22.73±3.28 kg/m²,平均空腹血糖水平为 5.75±0.66 mmol/L,平均注射剂量为 25.53±4.07 MBq,注射显像剂后平均等待时间为 60.97±5.96 min。基于广覆盖的原则,30 例肿瘤患者包括喉癌 1 例、肺癌 1 例、食管癌 2 例、纵隔肉瘤 1 例、肝癌 4 例、胰腺癌 3 例、结直肠癌 11 例、膀胱癌 4 例、卵巢癌 2 例、淋巴瘤 1 例。

为了遴选出适宜的 PET 图像采集时间,所有患者的 PET 图像采集均为 15 min。然后分别对所采集 PET 原始数据的前 1 min、2 min、4 min、8 min、10 min 和 15 min 进行重建,模拟不同时间的采集,分别标注为 G1、G2、G4、G8、G10、G15。PET 重建方式采用有序子集最大期望值法（ordered subset expectation maximization,OSEM）迭代算法,即有序子集最大期望值算法,并加入飞行时间（time of flight,TOF）和点扩散函数（point spread function,PSF）用于提高 PET 图像的空间分辨率,重建参数如下:3 次迭代,20 个子集,矩阵 192×192,层厚 1.443 mm,采用高斯滤波（半高宽 3 mm）。

PET 影像诊断主要是基于诊断医师的主观判断,并借助部分客观的半定量分析指标。本研究中对于图像质量的评价,从主观评价和客观评价二个维度进行。

由 2 位经验丰富的核医学科医师对 PET 图像质量进行主观评价。评价标准采用 5 分法:1 分为图像噪声明显,对比度差,图像质量无法满足临床诊断需求;2 分为图像噪声较大,对比度低,图像质量较差;3 分为图像有噪声,对比度相对较高,图像质量满足诊断需求;4 分为图像噪声较小,图像对比度较高、质量较好;5 分为图像有较少的噪声,对比度高,图像质量佳。其中,3 分代表最低可接受的图像质量。为了尽可能地避免人为因素对于图像质量评价造成的影响,指定 2 位阅片医生分别采用盲法按照随机原则评阅 PET 图像质量,并间隔>1 周时间后重复此过程。最终评分由两位评图者的平均分决定。统计分析受试者组间和组内一致性:kappa 值 0.00~0.20,一致性低;kappa 值 0.21~0.40,一致性中等偏低;kappa 值 0.41~0.60,一致性中等;kappa 值 0.61~0.80,一致性较高;kappa 值 0.81~1.00,一致性高。

半定量分析是核医学医师在隐匿患者基本信息和采集信息的图像上勾画感兴趣区（region of interest,ROI）以获得半定量分析指标。在不同时间点的 PET 图像上,选择肝脏右叶层面门静脉分叉水平距离肝脏边缘≥1 cm 处勾画直径为 2 cm 的 ROI,以获得正常肝脏的半定量分析指标。此外,勾画 ROI 时要避开病灶的影响。在 CT 图像上选取病灶最大径层面,在相应的 PET 图像上勾画与病灶大小相对应的 ROI,以获得病灶的半定量分析指标。

PET 图像的半定量参数包括最大标准摄取值(maximum standard uptake value,SUV_{max})、平均标准摄取值(mean standard uptake value,SUV_{mean})和标准差(the standard deviation,SD),分别测量并记录肝脏 SUV_{max}、肝脏 SUV_{mean}、肝脏 SD 和病灶 SUV_{max},分别计算信噪比(signal to noise ratio,SNR)= 肝脏 SUV_{mean}/SD 和靶本比(target to background ratio,TBR)= 病灶 SUV_{max}/肝脏 SUV_{max}。

两名阅片医师主观评价的结果显示,不同采集时间下 PET 图像质量主观评分均获得较高的组内和组间一致性(表 7-1)。随着采集时间的延长,8 min、10 min 和 15 min 的组内和组间一致性逐渐升高。采集时间为 1 min 和 2 min 的图像质量较差,不满足临床诊断需求;采集时间为 4 min 时图像质量评分接近 3 分;采集时间≥8 min 时,图像质量评分≥3 分,采集 15 min 时的图像基本达到 5 分。

表 7-1　图像质量主观评分结果

采集时间(min)	评图者 1 评分	评图者 2 评分	组间一致性	组内一致性
1	1.10 ± 0.31	1.14 ± 0.35	0.898	0.849
2	2.07 ± 0.37	2.10 ± 0.41	0.902	0.885
4	3.00 ± 0.38	2.90 ± 0.49	0.895	0.750
8	4.07 ± 0.53	3.97 ± 0.63	0.900	0.852
10	4.38 ± 0.49	4.38 ± 0.49	0.921	0.854
15	4.62 ± 0.49	4.59 ± 0.50	0.945	0.930

十分之一剂量[18]F-FDG PET 图像质量主观评价的结论是采集 8 min 与采集 15 min 的图像质量相当。

阅片医师通过半定量分析的结果显示(表 7-2),病灶 SUV_{max} 随着采集时间的延长而增加,病灶对显像剂的摄取会随着采集时间的增加而升高,当病灶摄取达到一定程度后增

表 7-2　PET 图像质量的半定量分析参数

采集时间 (min)	病灶 SUV_{max}	肝脏 SUV_{max}	TBR	肝脏 SUV_{mean}	肝脏 SD	SNR
1	12.44 ± 5.00	4.56 ± 0.86	2.84 ± 1.36	2.80 ± 0.48	0.56 ± 0.19	5.41 ± 1.53
2	14.58 ± 6.86	3.80 ± 0.60	3.89 ± 1.80	2.78 ± 0.44	0.38 ± 0.11	7.67 ± 1.88
4	16.95 ± 7.78	3.53 ± 0.52	4.83 ± 2.18	2.77 ± 0.43	0.28 ± 0.08	10.41 ± 2.54
8	18.09 ± 8.26	3.31 ± 0.50	5.53 ± 2.50	2.73 ± 0.38	0.21 ± 0.06	13.46 ± 3.13
10	18.37 ± 8.06	3.21 ± 0.46	5.78 ± 2.50	2.72 ± 0.39	0.19 ± 0.06	14.72 ± 3.46
15	18.96 ± 7.93	3.08 ± 0.42	6.18 ± 2.52	2.70 ± 0.38	0.18 ± 0.05	15.65 ± 3.64

加趋势放缓。正常肝脏 SUV_{max} 随着采集时间的延长而持续减低,说明采集时间越长,肝脏本底水平越低。当采集时间≥4 min 时,肝脏本底水平下降的趋势逐渐减缓。采集时间越长,TBR 越高,这种趋势同样到第 4 min 时逐渐减缓,G4～G10 与 G15 组间差异无明显的统计学意义。

与肝脏 SUV_{max} 类似,肝脏 SUV_{mean} 随着采集时间的延长而逐渐减低,但减低的趋势较缓。肝脏 SD 随采集时间的延长逐渐减低,G1～G4 与 G15 间有明显差异。采集 8 min 与采集 15 min 的肝脏 SD 基本相近。随着采集时间的增加,SNR 明显升高,采集 8 min 的 SNR 升高趋势明显,之后的 G10 和 G15 升高趋势逐渐降低,统计学分析发现采集 8 min 的 SNR 与采集 15 min 的 SNR 无明显差异。

通过对这组肿瘤患者图像质量主观评价和半定量参数综合分析后的结论是:十分之一剂量 PET 显像,采集 8 min 所获得的图像质量能够满足临床诊断要求,病灶的 SUV_{max}、TBR 以及 SNR 均与 15 min 采集的 PET 图像无明显差异。初步证明十分之一剂量 [18] F - FDG TB PET/CT 显像,采集 8 min 可以获得满足临床诊断需求的 PET 影像 (图 7 - 1)。

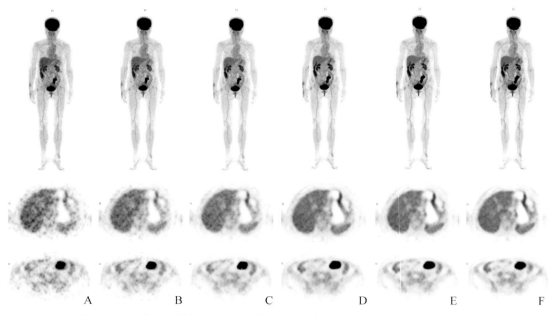

图 7 - 1 十分之一剂量 TB PET 采集 8 min 图像与采集 15 min 的图像质量相当

女性,70 岁。乙状结肠腺癌Ⅱ～Ⅲ级。1 min、2 min、4 min、8 min、10 min 和 15 min 的全身冠状面 PET 图像、肝脏层面横断面 PET 图像和病灶层面横断面 PET 图像(A～F)显示 8 min 的图像与 10 min 和 15 min 的图像质量相当,均明显优于 1 min 或 2 min 的图像。

（呼　岩　石洪成）

第二节　十分之一剂量^{18}F - FDG TB PET/CT 显像的临床验证

前面通过对一组 30 例不同类型肿瘤患者十分之一剂量^{18}F - FDG TB PET/CT 显像质量的分析，认为 8 min 采集时间可以获得满足诊断需求的图像质量。为了进一步验证该结论的合理性和可操作性，本研究选择一组具有可比性的常规剂量组 TB PET/CT 检查的结直肠癌患者影像资料为参照，对一组进行十分之一剂量 TB PET/CT 显像的同类肿瘤患者的影像信息和病灶的探测效能进行了对比研究，以验证 8 min 图像采集在临床应用中的可行性。

对 11 例结直肠癌患者进行了十分之一剂量^{18}F - FDG TB PET/CT 显像，其中 7 名男性和 4 名女性，平均 BMI 为 $22.75 \pm 3.46 \, kg/m^2$，平均空腹血糖水平为 $5.81 \pm 0.61 \, mmol/L$，平均注射剂量为 $24.79 \pm 4.44 \, MBq$，注射显像剂后平均等待时间为 $62.91 \pm 5.50 \, min$。所有患者均获得了病理诊断，其中 10 例是中-高分化腺癌，1 例是高级别上皮内瘤变。

基于十分之一剂量组 11 例结直肠癌患者的性别、身高、体重、BMI、血糖、显像剂注射后等待时间等基本信息和肿瘤病理学类型、分化程度等相关信息，从数据库中选取 11 例注射常规剂量（$3.7 \, MBq/kg$）^{18}F - FDG 行 TB PET/CT 显像的结直肠癌患者的影像资料进行配对研究。常规剂量组患者组成同为 7 名男性和 4 名女性，平均 BMI 为 $25.00 \pm 3.92 \, kg/m^2$，平均空腹血糖水平为 $5.31 \pm 0.53 \, mmol/L$，平均注射剂量为 $271.21 \pm 61.42 \, MBq$，注射显像剂后平均等待时间为 $58.00 \pm 5.57 \, min$，其中 10 例是中-高分化腺癌，1 例是高级别上皮内瘤变。为了减少对比偏倚，病例选取严格遵循以下排除标准：原发病灶无 FDG 摄取；肝脏病变影响正常肝脏组织半定量参数测量；$BMI \geqslant 30 \, kg/m^2$；血糖 $\geqslant 7.0 \, mmol/L$；注射^{18}F - FDG 后等待时间超过 70 min。十分之一剂量组和常规剂量组之间除了注射剂量存在差异外，其余信息均相互匹配。

根据本团队前期研究结果，注射常规剂量采集 2 min 的 TB PET 图像可以满足临床诊断需求，故在本研究中对常规剂量组重建采集 2 min 的 PET 图像（G2），与十分之一剂量组重建采集 8 min 的 PET 图像（G8）进行对比分析。

分别对两组 PET 图像质量进行主观评价及 PET 参数测量，主观评分标准和参数测量方法同本章第一节。

通过 2 名阅片医生分析获得的主观评价结果显示，注射十分之一剂量行^{18}F - FDG TB PET/CT 显像采集 8 min 所获得的图像质量并不逊色于常规剂量采集 2 min 的图像质量。十分之一剂量组采集 8 min 与常规剂量组采集 2 min 的 PET 图像质量评分分别为 3.91 ± 0.30 和 3.82 ± 0.60，两组图像质量的主观评分相当（P 为 0.311）。客观参数测量分析结果显示，十分之一剂量组病灶 SUV_{max} 和 TBR 分别为 23.43 ± 8.64 和 7.07 ± 2.74，常规剂量组的 SUV_{max} 和 TBR 分别为 24.22 ± 12.15 和 7.56 ± 3.51，两组间没有明显的统计学差异；十分之一剂量组肝脏 SUV_{mean} 和 SD 分别为 2.78 ± 0.33 和 0.21 ± 0.05，常规剂量组的 SUV_{mean} 和 SD 分别为 2.84 ± 0.47 和 0.23 ± 0.08，两组结果相当（P 分别为 0.747 和

0.544);十分之一剂量组和常规剂量组的 SNR 分别为 13.77±2.14 和 13.40±2.90,两者相当($P=0.716$)。

通过临床验证分析,进一步证实十分之一剂量 TB PET/CT 采集 8 min 的图像与常规剂量采集 2 min 的图像质量相当(图 7 - 2),病灶的显示和半定量分析结果基本一致,表明十分之一剂量[18]F - FDG TB PET/CT 采集 8 min 可以成为可选择的成像条件之一。

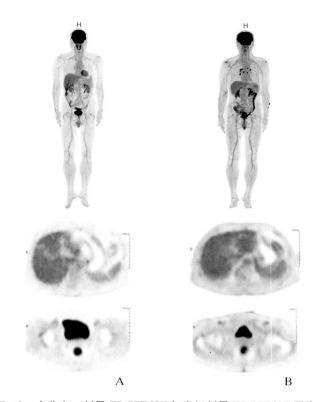

图 7 - 2 十分之一剂量 TB PET/CT 与常规剂量 TB PET/CT 图像对比

男性,56 岁。直肠腺癌Ⅱ～Ⅲ级;注射十分之一剂量采集 8 min 的全身冠状面 PET 图像、肝脏层面横断面 PET 图像和病灶层面横断面 PET 图像(A)。男性,54 岁。直肠腺癌Ⅱ～Ⅲ级;注射常规剂量采集 2 min 的全身冠状面 PET 图像、肝脏层面横断面 PET 图像和病灶层面横断面 PET 图像(B)。十分之一剂量 8 min 的图像与常规剂量 2 min 的图像质量相当。

(呼　岩　石洪成)

第三节　十分之一剂量[18]F - FDG TB PET/CT 显像的临床应用

十分之一剂量 TB PET/CT 显像的临床应用为辐射敏感者、短时间内需要行多次 PET/CT 检查者等特殊人群进行 PET/CT 检查创造了条件。

一　十分之一剂量[18]F‐FDG TB PET/CT 显像在儿童中的应用

　　儿童是一个特殊群体,机体处于生长发育过程之中,其疾病谱及所表现的生物学特点与成人显著不同。成人恶性肿瘤常来源于上皮组织,而儿童中更多的是胚胎源性肿瘤,并且发病趋向集中于血液系统、中枢神经系统和交感神经系统等。神经母细胞瘤是一种源于节后交感神经系统的儿童常见实体肿瘤,在 1 岁以下及 1～4 岁婴幼儿肿瘤中分别占第一和第二位。神经母细胞瘤具有高度异质性,恶性程度高,进展快,诊断时多已为中晚期,约 10% 的原发病灶不能被探及。神经母细胞瘤的肿瘤大小、原发部位、扩散程度以及基因变异等多种因素影响着诊疗及预后,目前临床上秉承多学科综合诊疗理念,治疗采取包括手术、化疗、放疗、造血干细胞移植、免疫治疗等综合方案。PET/CT 在寻找肿瘤原发灶、分期、疗效评价及长期随访中起着关键作用(图 7‐3),尤其对术后残留肿瘤组织与瘢痕的鉴别优于常规 MRI 和 CT。基于十分之一剂量 TB PET 显像方法的应用极大降低了患儿的辐射剂量。

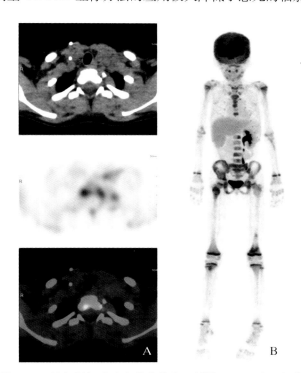

图 7‐3　神经母细胞瘤患儿十分之一剂量 TB PET/CT 图像

　　男性,7 岁。3 年前外院行右侧腹膜后神经母细胞瘤根治术,术后辅以化疗和术区放疗。行 PET/CT 检查再分期。体重 17.6 kg,注射[18]F‐FDG 剂量为 6.8 MBq。PET/CT 影像提示左颈部淋巴结转移,SUV_{max} 为 2.6(A);脊柱、骨盆组成骨及四肢骨等多处骨转移(B)。

　　[18]F‐FDG 作为一种非特异性的葡萄糖类似物,不仅可用于肿瘤显像,而且也可用于炎症或感染等良性疾病的诊断与评价。发热是儿童常见的就诊症状之一,6 岁以下儿童发热的病因以感染性疾病为主,随着年龄的增长,非感染性炎症性疾病比例增多,从而成为 6 岁以上儿童不明原因发热(FUO)的主要病因。研究显示,在[18]F‐FDG PET/CT 的协助下 25%～

91%的 FUO 患儿可能获得最终诊断,这一跨度较大的数据可能也意味着 FDG - PET 在儿童 FUO 诊断中具有较大的应用和提升空间。大动脉炎是一种慢性进行性非特异性炎症,以主动脉及重要分支受累为主,早期表现为活动性炎症,随着时间推移慢性炎症逐渐引起血管狭窄、闭塞和扩张。儿童患者的症状多为发热、高血压和消瘦等,临床表现和体征常不典型。美国风湿病学会(ACR)分类标准更适应于成人,而儿科多使用 2008 年 Ankara 会议制定的欧洲抗风湿病联盟(EULAR)-欧洲儿童风湿病协会(PReS)-国际儿童风湿病试验组织(PRINTO)分类标准。本病根据病变部位不同主要分为 4 型:Ⅰ 型累及主动脉弓及其主要分支;Ⅱ 型以胸主动脉和腹主动脉为主;Ⅲ 型为弥漫性主动脉损害(广泛型);Ⅳ 型弥漫性主动脉和肺动脉损害(肺动脉型)。然而现有的各种诊断和分类标准都存在一定的局限性,临床较难把握。早期诊断和早期治疗是本病的关键。PET 显像时,正常血管壁无明显[18]F - FDG 摄取,当发生炎症反应时,血管壁的病灶部位摄取就会增加(图 7 - 4)。由于本病的诊断通常是排除性的,因此 TB PET/CT 的应用尤其对于非典型病例的诊断具有重要价值。十分之一剂量 TB PET/CT 显像及延迟显像在儿童大血管炎的诊断和评价中具有明显优势。

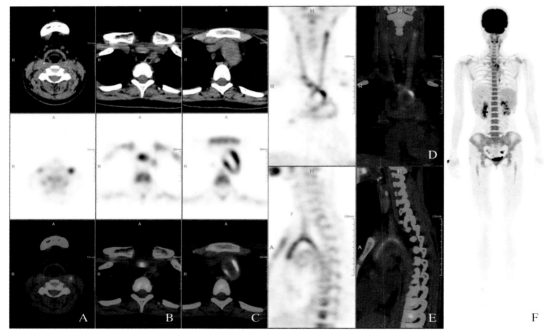

图 7 - 4 多发大动脉炎患儿十分之一剂量 TB PET/CT 图像

女性,15 岁。因发热待查行十分之一剂量 TB PET/CT 显像。体重 54.0 kg。[18]F - FDG 注射剂量为 20.1 MBq。PET/CT 图像显示双侧颈总动脉、头臂干、主动脉弓局部管壁增厚伴糖代谢异常增高,SUV_{max} 为 8.5(A~F)。结合年龄、异常脉搏、双上肢血压差、血管杂音、炎症指标等,依据 EULAR - PReS - PRINTO 标准,临床诊断为多发性大动脉炎。

二 十分之一剂量[18]F - FDG TB PET/CT 显像在淋巴瘤疗效评价中的应用

淋巴瘤是原发于淋巴系统的一种恶性肿瘤,也是最常见的血液系统恶性肿瘤。该病好发于淋巴结，也可发生于淋巴结外组织或器官，如胃、肠、肺、脑、骨骼、皮肤等。临床上以无痛性、进行性淋巴结肿大为主要表现，可伴有低热、盗汗、消瘦等症状。2016 版 WHO 淋巴瘤组织细胞肿瘤分类将淋巴瘤分为前体淋巴组织肿瘤（B 淋巴母细胞白血病/淋巴瘤和 T 淋巴母细胞白血病/淋巴瘤）、成熟 B 细胞肿瘤、成熟 T 及 NK 细胞恶性肿瘤、霍奇金淋巴瘤、移植后淋巴细胞增殖性疾病、组织细胞及树突细胞恶性肿瘤。

由于淋巴瘤具有高度的异质性，决定了不同类型的淋巴瘤在治疗方案上存在差异。淋巴瘤主要的治疗方式有化疗、放疗、骨髓移植及手术切除。目前最常用的治疗手段以联合化疗为主。2007 版淋巴瘤诊疗评估标准中，PET/CT 显像用于疗效评价。随后 2009 年提出了针对糖代谢异常增高的侵袭性淋巴瘤疗效评价的 Deauville 5 - PS 标准，2014 年提出了针对所有淋巴瘤包括侵袭性淋巴瘤、惰性淋巴瘤、部分不摄取显像剂的淋巴瘤等疗效评价的 Lugano 标准。

PET/CT 淋巴瘤疗效评价包括基线评估、中期评估和治疗后疗效评估三个阶段。对于明显 ^{18}F - FDG 摄取的淋巴瘤，建议在治疗前进行基线评估，不仅对淋巴瘤进行分期，指导临床制订合理的治疗方案，同时也为后续的中期评估和治疗后评估提供基线对照（图 7 - 5）。中期评估可对化疗过程中化疗方案的有效性进行评价并指导后续治疗决策。NCCN 指南中提出推荐 2 周期或 4 周期的 ABVD 方案以及 4 周期加强 BEACOPP 方案后行 PET/CT 显像进行中期评估，根据 Deauville 评分调整治疗方案（图 7 - 6）。PET/CT 能够有效鉴别治疗后肿瘤残留或复发还是治疗后残留的瘢痕组织，为后续治疗方案提供依据（图 7 - 7）。

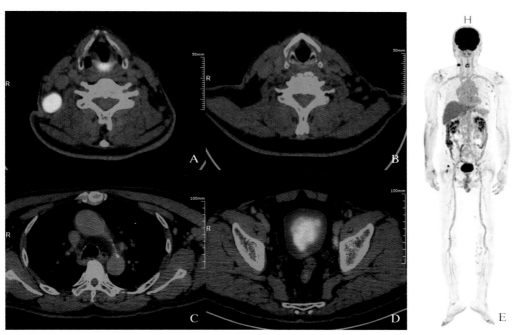

图 7 - 5　十分之一剂量 TB PET/CT 行淋巴瘤基线检查

男性，73 岁。因发现颈部肿块 1 个月余行 PET/CT 协助诊断。体重 67 kg，注射 ^{18}F - FDG 剂量为 25.8 MBq。PET/CT 图像显示淋巴瘤累及右侧颈后三角区淋巴结，SUV$_{max}$ 为 12.8（A）；余双侧颈部、腋窝、盆腔淋巴结受累可能，SUV$_{max}$ 为 4.9（B～E）。后行右侧颈部肿物切除术，病理证实为弥漫大 B 细胞淋巴瘤。

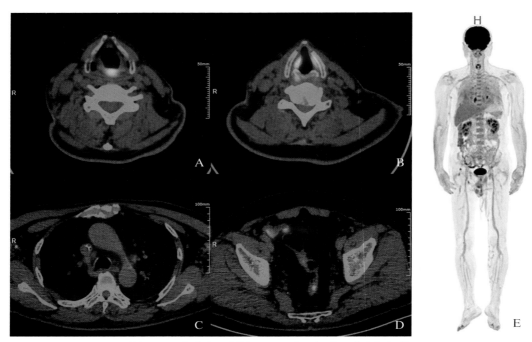

图 7-6　十分之一剂量 TB PET/CT 行淋巴瘤中期评估

　　该图为图 7-5 病例经 3 次化疗后复查 PET/CT：原右侧颈后三角病变淋巴结术后消失(A)；余双侧颈部、锁骨区、腋窝及盆腔淋巴结较前减少、缩小，糖代谢较前减低，SUV_{max} 为 2.0(B~E)。

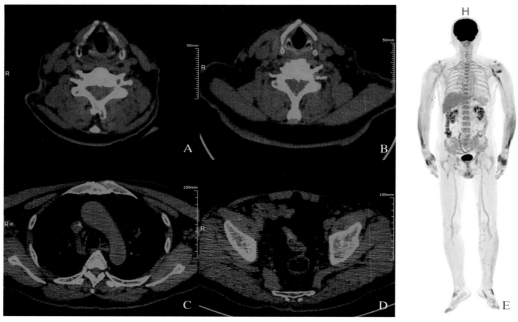

图 7-7　十分之一剂量 TB PET/CT 行淋巴瘤疗效评价

　　图 7-6 病例再次经 2 次化疗后复查 PET/CT：右侧颈后三角病变淋巴结术后消失(A)；原双侧颈部、锁骨区、腋窝淋巴结基本消失(B、C)；盆腔病变淋巴结与前相仿，SUV_{max} 为 1.6(D、E)。

　　淋巴瘤患者从诊断、分期、再分期到疗效评价,通常需要在不同的时间节点行多次 PET/CT 显像评估病情,这无疑会增加患者的辐射剂量。十分之一剂量 TB PET/CT 的应用则为这些患者,尤其是儿童患者提供了福音,极大程度上减少了 PET 示踪剂所带来的辐射剂量。

(呼 岩 吴 哈 高华萍 石洪成)

主要参考文献

[1] Karakatsanis NA, Fokou E, Tsoumpas C. Dosage optimization in positron emission tomography: state-of-the-art methods and future prospects [J]. Am J Nucl Med Mol Imaging, 2015,5(5):527 – 547.

[2] Zhang Y, Hu P, Wu R, et al. The image quality, lesion detectability, and acquisition time of [18]F – FDG total-body PET/CT in oncological patients [J]. Eur J Nucl Med Mol Imaging, 2020,47:2507 – 2515.

[3] Alessio AM, Sammer M, Phillips GS, et al. Evaluation of optimal acquisition duration or injected activity for pediatric [18]F – FDG PET/CT [J]. J Nucl Med, 2011,52(7):1028 – 1034.

[4] Zhang X, Zhou J, Cherry SR, et al. Quantitative image reconstruction for total-body PET imaging using the 2 – meter long EXPLORER scanner [J]. Phys Med Biol, 2017,62(6):2465 – 2485.

[5] Zhao Y, Li Y, Chen T, et al. Image quality and lesion detectability in low-dose pediatric [18]F – FDG scans using total-body PET/CT [J]. Eur J Nucl Med Mol Imaging, 2021,48(11):3378 – 3385.

[6] Ni X, Li Z, Li X, et al. Socioeconomic inequalities in cancer incidence and access to health services among children and adolescents in China: a cross-sectional study [J]. Lancet, 2022,400(10357):1020 – 1032.

[7] Houseni M, Chamroonrat W, Servaes S, et al. Applications of PET/CT in pediatric patients with fever of unknown origin [J]. PET Clin, 2009,3(4):605 – 619.

[8] Zucker EJ, Chan FP. Pediatric cardiothoracic vasculitis: multimodality imaging review [J]. Pediatr Radiol, 2022,52(10):1895 – 1909.

[9] Juweid ME, Wiseman GA, Vose JM, et al. Response assessment of aggressive non-Hodgkin's lymphoma by integrated International Workshop Criteria and fluorine – 18 – fluorodeoxyglucose positron emission tomography [J]. J Clin Oncol, 2005,23(21):4652 – 4661.

[10] Cheson BD, Fisher RI, Barrington SF, et al. Recommendations for initial evaluation, staging, and response assessment of Hodgkin and non-Hodgkin lymphoma: the Lugano classification [J]. J Clin Oncol, 2014,32(27):3059 – 3068.

[11] Hoppe RT, Advani RH, Ai WZ, et al. Hodgkin lymphoma, version 2.2020, NCCN clinical practice guidelines in oncology [J]. J Natl Compr Canc Netw, 2020,18(6):755 – 781.

第八章

全身 PET/CT 探索中的应用技术

相较常规 PET/CT，全身 PET/CT（TB PET/CT）具有更高灵敏度，实现了超低剂量扫描、快速扫描以及超长时间延迟扫描等多种可选择的成像参数，拓展了 PET/CT 临床应用领域，但是 TB PET/CT 依然还有需要继续探索和再完善的领域，以进一步提升 TB PET/CT 的服务能力。

第一节　TB PET/CT 显像中门控技术的应用

常规数字 PET 受制于有限的轴向视野，灵敏度不够高，按照标准的注射剂量，需要更长的扫描时长，无法实现屏气采集。在 PET 图像的采集过程中，受呼吸运动影响，毗邻膈肌和胸壁的器官或病灶会随着呼吸运动而发生移动，使得 PET 图像模糊，整体图像质量下降。同一组织或器官的 CT 与 PET 图像采集不是在同一时间完成，同样受呼吸运动影响，导致靶组织或者器官在 CT 图像上的位置和形态与在 PET 图像上的位置和形态不一致，两者的配准精度下降；与此同时，基于配准不良的 CT 图像对 PET 图像进行衰减校正（attenuation correction，AC）也会出现偏差，导致定量偏差。

呼吸门控技术通常分为基于外置硬件辅助捕获呼吸周期和纯数据驱动两种方法，这些技术对于减少呼吸运动导致的图像伪影是可靠的。前者通过外部设备跟踪患者的呼吸，外部设备主要用于采集波形。如带有压力传感器的弹性带放置在患者的胸部或腹部，随着患者吸气和呼气运动传感器压力信号发生变化，借此形成呼吸运动波形。研究表明，与采用非门控采集相比，采用呼吸门控技术的获益包括增加病变 SUV 值、减小肿瘤代谢体积（metabolic tumor volume，MTV）、降低图像噪声和提高诊断效能。然而，借助外部设备捕获呼吸周期以实现呼吸门控不仅操作复杂、耗时，而且外部设备捕获的胸壁或腹壁运动信息与胸腹腔内脏器的运动并不完全一致，所获得的呼吸运动校正效果并不确定；每个呼吸周期中采集的有效时间窗比较窄，使得图像采集更加耗时、图像噪声明显，PET 采集图像信噪比较低。另一类呼吸门控技术是纯数据驱动呼吸门控（data-driven gating，DDG），是近年来开发的一项新型呼吸门控技术，其基本原理是利用 PET 计数本身的时间和空间分布特点，提取有效的"呼吸波形"，保留"呼吸周期"中运动幅度相对较小的计数，用于呼吸门控 PET 图像重建。所以，DDG 的优点在于无需增加任何额外的硬件设备，也不会增加任何

PET 显像工作流负担,便于临床推广使用。然而,DDG 需要充分的计数以满足 PET 图像重建需求,这对于常规 PET/CT 仪器来说,无疑需要延长下胸部和上腹部的 PET 采集时长(约 3～4 倍),难于在临床推广。对于 TB PET/CT 来说,其巨大优势就是有充足的计数可用于 DDG 重建,在常规采集时长下进行 DDG 重建仍然可保证充分计数用于图像重建,即便是适当延长采集时间以保证 DDG 重建图像质量,总体扫描时长也不会增加太多。所以,DDG 呼吸门控技术用于 TB PET/CT 成像是未来发展的一个方向,但其确切的增益价值尚处于研究探索中。

TB PET/CT 显著提高了探测器灵敏度和 PET 图像质量,计数检测效率的显著提高为呼吸门控成像技术的应用创造了条件。

一　呼吸门控在 TB PET/CT 胸腹部肿瘤显像中的应用

通常膈肌随呼吸运动上下移动 8～25 mm,在进行胸腹部 PET/CT 检查时,膈肌附近的胸腹腔脏器受呼吸运动影响而移动,导致呼吸运动伪影,影响下胸部和上腹部器官的图像质量,甚至于会导致小病灶被"模糊"掉的现象。呼吸门控技术的临床应用将有助于提升 PET 图像质量。

传统的呼吸门控装置是根据外部设备提取的呼吸波形选择呼气末视作相对静止期,激发采集几乎没有位移的 PET 影像信息,由于采集窗口期窄,为了获得充分的计数需要延长 PET 采集时间,实施具有难度;同时门控采集对频率的均匀性要求很高,具有呼吸系统基础疾病者难以实施。随着 TB PET/CT 设备的出现和相关性能提升,使获得高质量图像的呼吸门控 PET/CT 检查技术在临床上应用成为可能。

呼吸门控是将通过体外接收装置获得的呼吸波形平均分为 3 个时间窗(图 8-1),第二个时间窗对应于呼气末期阶段,用于激发 PET 图像采集,所采集的时间窗相当于非门控采

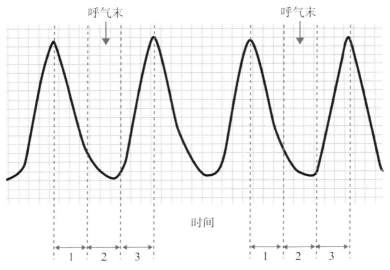

图 8-1　呼吸门采集时间窗示意图

集的 1/3。复旦大学附属中山医院核医学科探讨了 TB PET/CT 门控采集在腹部肿瘤诊断中的应用价值。通过对病灶的检测率、半定量分析和图像质量评价后发现,15 min 门控采集 PET 图像质量优于 15 min 非门控采集图像,而 6 min 门控 PET 图像可获得与 15 min 门控 PET 图像相仿的病灶检测率和图像质量(图 8 - 2)。

非门控 15 min   门控 15 min   门控 6 min

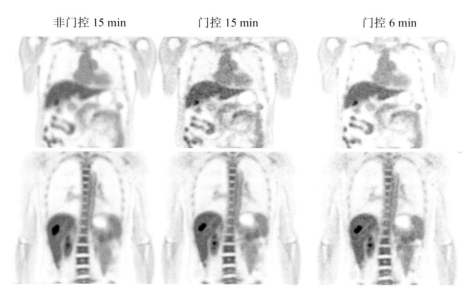

图 8 - 2　TB PET/CT 腹部恶性肿瘤显像不同采集条件对比

总之,呼吸门控[18]F - FDG TB PET/CT 显像,具有可操作性和实用性,明显改善了 PET 图像质量,具有临床应用前景。

二　双门控技术在 TB PET/CT 心脏显像中的应用

与 SPECT 相比,PET 具有更高的灵敏度、空间和时间分辨率,在诊断和评估心血管疾病方面具有潜力。心脏自身的生理性收缩,以及受呼吸运动影响,使得需要长时间采集的 PET 影像检查要获得高质量图像面临很大挑战。PET/CT 影像检查过程中,借助 CT,对 PET 图像进行衰减校正有助于提高图像质量,但是 CT 与 PET 图像非同时采集,使得两者间在形态和位置上的差异会导致配准误差。

应用心电和(或)呼吸双门控技术无疑是最理想的办法,能够最大限度地减少运动伪影,但双门控技术无疑会明显增加采集时长以获得充足的计数,由此对成像设备提出了更高要求。基于 TB PET/CT 显像,近些年提出了运动校正方法的概念,即运动校正可以是呼吸门控和心电门控两者的有效组合模式,以便在运动校正力度与图像质量间获得理想的折中。TB PET/CT 心电门控采用 3 导联心电图,对所采集的 PET 数据进行回顾性或前瞻性门控重建。

TB PET/CT 成像系统可使用双门控技术,以最大限度地避免运动对于图像质量的影响;图像重建过程中通常根据呼吸和心电运动将原始数据分为多达 16～64 个数据块,确切的数字取决于使用的呼吸门和心脏门的数量。

双门控采集尚属前沿技术,存在很多的制约因素,如门控数据捕获的方法、重建算法等,还有待于不断的探索和完善。

（陈曙光　刘国兵）

第二节　TB PET 图像的小体素重建

PET 图像质量是影像诊断的基石,评价图像质量的要素包括信噪比(SNR)、空间分辨率、部分体积效应(partial volume effect,PVE)和靶与非靶比值(target-to-non-target ratio,T/NT)等参数。在临床应用中,不同的成像矩阵会显著影响图像质量,因此需要平衡上述参数以获得更好的图像质量。常规 PET 有限的轴向视野及其伴随有限的物理和技术特性,导致其固有空间分辨率和光子检测效率较低,在 PET 成像中使用大成像矩阵难以检测小病变。随着技术的更新迭代,不断有更好的硬件配备和性能更佳的软件得以应用以提高图像质量,例如更长轴向视野的 PET 扫描仪、探测效率更高的闪烁晶体和光电倍增管、TOF、点扩散函数(point spread function,PSF)和新的重建算法等。

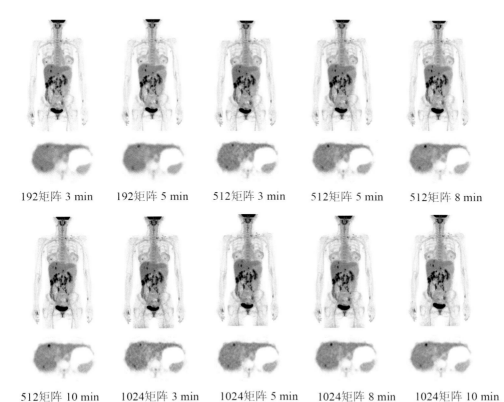

|192矩阵 3 min|192矩阵 5 min|512矩阵 3 min|512矩阵 5 min|512矩阵 8 min|

|512矩阵 10 min|1024矩阵 3 min|1024矩阵 5 min|1024矩阵 8 min|1024矩阵 10 min|

图 8-3　小像素重建提高肝脏病灶显示的对比度和图像信噪比

女性,28 岁,病理确诊结肠中-低分化腺癌,行 PET/CT 检查协助分期。

常规 PET 扫描仪的轴向视野通常为 15~30 cm,覆盖范围有限且光子检测效率相对较低,只有少数研究评估了使用常规 PET/CT 中的 2 mm×2 mm×2 mm 等小体素在提高小病变检测准确性方面的潜力。具有 194 cm 轴向视野的 TB PET/CT,探测效率较常规 PET 扫描仪提升了约 40 倍,为利用小体素成像提高小病灶的诊断准确性提供了可能性。

复旦大学附属中山医院核医学科对 TB PET/CT 成像使用 1.2 mm×1.2 mm×1.4 mm 和 0.6 mm×0.6 mm×1.4 mm 小体素重建的可行性进行了探索性研究,根据模型和临床研究对重建条件进行了优化。结果显示小体素 TB PET/CT 成像可以改善病变的 SUV_{max} 和病灶与肝脏比值(lesion-to-liver ratio,TLR),如果采集计数充足,对于诊断小或低代谢病变是有利的。按照推荐标准剂量(3.7 MBq/kg)注射 ^{18}F - FDG,TB PET/CT 显像采集时长为 5 min,采用体素大小为 1.2 mm×1.2 mm×1.4 mm 图像重建,或采集时长为 8 min,采用体素大小为 0.6 mm×0.6 mm×1.4 mm 的图像重建,可获得满足临床诊断需求的图像。

(余浩军　漆　赤)

第三节　十分之一剂量 TB PET 显像图像重建参数的优化

长轴向视野 PET 的临床应用,使得使用常规推荐剂量(3.7 MBq/kg)的十分之一剂量成像成为临床可选择的显像方式之一。如何针对超低剂量显像构建适宜的重建参数以获得最佳的图像质量,是临床实践中需要重视的内容。

文献报道,一名身高 152 cm,体重 43.5 kg 的受试者注射 25 MBq(0.57 MBq/kg)的 ^{18}F - FDG,采集时长为 10 min 的 uEXPLORER TB PET 显像,使用 OSEM - PSF - TOF 重建后,获得了高质量图像。OSEM 是 PET 临床实践中最常用的图像重建方法。OSEM 的特征是,当计数率相对较低时,噪声随着迭代次数的增加而增加。如果进行 1 或 2 次迭代,对比度恢复不足,病变不能很好地显示。因此,需要在图像噪声和定量精度之间进行权衡,这往往会导致图像收敛不足。复旦大学附属中山医院核医学科前期的临床实践表明,注射十分之一剂量(0.37 MBq/kg)^{18}F - FDG 用 TB PET/CT 采集 15 min,使用 OSEM 算法可以重建得到高质量的图像。然而,随着受检者体重的增加,噪声等效计数率(noise-equivalent count rate,NECR)迅速下降。使用 OSEM 算法时,BMI 较大患者重建的图像质量始终较差,甚至无法满足临床诊断需求。为此,一种新的贝叶斯惩罚似然重建算法(HYPER iterative)有望弥补 OSEM 算法的这一缺陷。该算法将噪声控制纳入到每次迭代的过程中,通过反复迭代找到最大似然解。因此,图像噪声可以得到显著地抑制,同时可以实现最佳收敛。

复旦大学附属中山医院核医学科对一组十分之一剂量(0.37 MBq/kg)^{18}F - FDG TB PET/CT 显像患者图像使用不同的参数重建,对图像质量和病灶显示率进行分析,结果显示,BMI<29.9 kg/m² 者,3 次迭代 OSEM 重建可满足临床诊断需求;BMI≥30 kg/m² 者,推荐使用 HYPER 迭代算法(β 值为 0.3~0.5),以确保一致的视觉图像质量和定量评估。

(余浩军　隋秀莉)

第四节　TB PET/CT 显像低剂量 CT 的应用

　　随着 PET/CT 临床应用的普及,辐射剂量成为人们关注的问题,尤其对于儿童、青少年等辐射敏感人群和多次行 PET/CT 检查评估治疗疗效者。PET/CT 的辐射剂量来自 CT 扫描时所发射的 X 线和 PET 显像产生的 β、γ 射线,其中 CT 的辐射剂量占主要部分。降低 CT 的辐射剂量可以通过管电流调制、降低管电压、增加螺距和噪声滤波以及新的重建方法等手段实现。

　　文献报道不同的管电流下,图像提供的诊断信息基本相同,但是降低管电流使得图像噪声增加,图像质量降低。利用管电流自动调制技术后,Z 轴上的剂量受到定位像方向的影响,如果将双侧手臂上举置于头顶,则会降低辐射剂量。此外,降低管电压也会降低辐射剂量,但图像对比度和均匀性也随之降低。图像重建时采用自适应统计迭代重建算法也会降低辐射剂量,如临床图像重建中常用的反复迭代重建算法(hybrid iterative reconstruction,HIR),它由扫描仪模型、统计噪声模型和投影噪声估计三部分组成,通过迭代循环优化投影的原始数据。HIR 虽然抑制了图像噪声,但可能导致图像清晰度下降,降低诊断的准确性。

　　基于人工智能的迭代重建算法(artificial intelligence iterative reconstruction,AIIR)是一种基于深度学习的重建算法,对标准剂量 CT 扫描和模拟的多种 CT 剂量水平间图像进行训练,用于减低图像噪声并提高对比度。与常规剂量 CT 图像比较,AIIR 算法重建的低剂量 CT 图像在对图像进行降噪的同时可保证图像质量。因此,复旦大学附属中山医院核医学科对 AIIR 算法用于低剂量 CT 图像重建在临床中的应用进行了初步探索,纳入 52 例患者的 PET/CT 图像进行分析(女性 23 例,平均年龄在 21～86 岁;男性 29 例,平均年龄在 41～86 岁)。所有患者采用配有 80 排 128 层螺旋 CT 的 TB PET/CT 进行扫描。患者取仰卧位,首先扫描 CT 定位像用于体位校正,而后采集超低剂量的 CT 图像用于 PET 图像的衰减校正。PET 图像采集时长为 10 min,而后再进行诊断级 CT 扫描,即常规剂量 CT,采集范围从颅顶至大腿中部。超低剂量 CT 的扫描参数:管电压 120 kV,管电流 10 mA,机架旋转时间 0.5 s,螺距 1.012 5,层厚 1.0 mm,重建视野 500 mm。常规剂量 CT 的扫描参数:管电压 120 kV,管电流应用自动调制技术,机架旋转时间 0.5 s,螺距 0.987 5,层厚 1.0 mm,重建视野 500 mm。超低剂量 CT 图像分别采用 AIIR 和 HIR 算法进行重建,而后分别对 PET 图像进行衰减校正(PET‑AIIR 和 PET‑HIR),常规剂量 CT 图像采用 HIR 算法重建。分别对超低剂量 CT 图像和常规剂量 CT 图像进行图像质量评价和定量参数测量。

　　分析结果显示采用 AIIR 算法重建的超低剂量 CT 图像在颈部、胸部及下肢的图像质量与常规剂量 CT 图像相当,而在颅脑和腹部图像质量评分较低。超低剂量 CT 图像所测量的 CT_{mean} 在病灶、颈部、胸部、腹部及盆腔部位基本与常规剂量 CT 图像相当,但在颅脑和下肢差异较大。超低剂量 CT 图像所测量的 CT_{sd} 在颈部、背部肌肉、纵隔、肝脏、腰大肌、腰椎、臀大肌、下肢和病灶等部位明显减低。除了颅脑、颈部、肺、乙状结肠和下肢,超低剂量 CT 图像的 SNR 均高于常规剂量 CT 图像,而对比度噪声(contrast-to-noise ratio,CNR)

基本无明显差异。对衰减校正的 PET 图像分析发现,与 PET - HIR 比较,PET - AIIR 图像的 SUV_{max}、SUV_{mean} 和 SUV_{sd} 在全身各个部位和病灶基本无明显变化,相关性分析发现两组间呈高度相关($r > 0.99$)。

超低剂量 CT 图像在头颅和腹部图像质量较差,可能与本研究中患者采集时采用双手臂自然放于两侧的位置有关,由于颅骨和双上肢骨骼密度较大,低剂量 X 线较难穿透导致。除了颅脑外,超低剂量 CT 图像的 CNR 与常规剂量 CT 图像基本相当,说明采用 AIIR 算法重建的超低剂量图像可以明显降低噪声而保持相对较高的 CNR,而且改变重建算法后,对 PET 图像并没有明显影响。尽管超低剂量 CT 图像质量总体逊色于常规剂量图像,但毋庸置疑的是 AIIR 算法可以降低图像噪声,提高图像信噪比。

(呼　岩)

🔢 主要参考文献

[1] Liu G, Chen S, Hu Y, et al. Respiratory-gated PET imaging with reduced acquisition time for suspect malignancies: the first experience in application of total-body PET/CT [J]. Eur Radiol, 2022. Online ahead of print.

[2] Walker MD, Morgan AJ, Bradley KM, et al. Data-driven respiratory gating outperforms device-based gating for clinical [18]F - FDG PET/CT [J]. J Nucl Med, 2020,61(11):1678 - 1683.

[3] Shang K, Cui B, Ma J, et al. Clinical evaluation of whole-body oncologic PET with time-of-flight and point-spread function for the hybrid PET/MR system [J]. Eur J Radiol, 2017,93:70 - 75.

[4] Koopman D, Van Dalen JA, Lagerweij MC, et al. Improving the detection of small lesions using a state-of-the-art time-of-flight PET/CT system and small-voxel reconstructions [J]. J Nucl Med Technol, 2015,43(1):21 - 27.

[5] Badawi RD, Shi H, Hu P, et al. First human imaging studies with the EXPLORER total-body PET scanner [J]. J Nucl Med, 2019,60(3):299 - 303.

[6] Tan H, Sui X, Yin H, et al. Total-body PET/CT using half-dose FDG and compared with conventional PET/CT using full-dose FDG in lung cancer [J]. Eur J Nucl Med Mol Imaging, 2021,48(6):1966 - 1975.

[7] Sui X, Liu G, Hu P, et al. Total-body PET/computed tomography highlights in clinical practice: experiences from Zhongshan Hospital [J]. Fudan University PET Clin, 2021,16(1):9 - 14.

[8] Zhao YM, Li YH, Chen T, et al. Image quality and lesion detectability in low-dose pediatric [18]F - FDG scans using total-body PET/CT [J]. Eur J Nucl Med Mol Imaging, 2021,48(11):3378 - 3385.

[9] Sui.X, Tan H, Yu H, et al. Exploration of the total-body PET/CT reconstruction protocol with ultra-low [18]F - FDG activity over a wide range of patient body mass indices [J]. EJNMMI Phys, 2022,9(1):17.

[10] Kumar S, Pandey AK, Sharma P, et al. Optimization of the CT acquisition protocol to reduce patient dose without compromising the diagnostic quality for PET - CT: a phantom study [J]. Nucl Med Commun, 2012,33(2):164 - 170.

[11] Hu Y, Zheng Z, Yu H, et al. Ultra-low-dose CT reconstructed with the artificial intelligence iterative reconstruction algorithm (AIIR) in [18]F - FDG total-body PET/CT examination: a preliminary study [J]. EJNMMI Phys, 2023,10(1):1.

第九章

《¹⁸F‑FDG 全身 PET/CT 肿瘤显像专家共识》解读

    2019 年 4 月 22 日,全球首台 TB PET/CT 成像系统 uEXPLORER 在复旦大学附属中山医院完成装机。作为该设备的全球首个科学研究与临床应用机构,如何将该创新性设备的卓越物理性能优势发挥到极致、充分挖掘其应用潜能、合理拓展其适用领域,是团队面临的首要问题。复旦大学附属中山医院核医学科主任石洪成教授,带领团队成员,从临床验证到科研探索,再到临床应用与推广,在未知领域逐步深入。团队针对该设备的图像质量、诊断准确性和临床可行性等多维度的研究,为不同临床应用场景下最优检查方案的制定奠定了基础,伴随临床实践经验的不断迭代,最终形成了一套完整的、针对 TB PET/CT 肿瘤显像的操作规范。同时团队围绕设备特点,聚焦于低剂量、快速扫描、动态显像等前沿领域,开展大量的科学研究,团队成员先后在 *Journal of Nuclear Medicine*(*JNM*)、*European Journal of Nuclear Medicine and Molecular Imaging*(*EJNMMI*)、*European Radiology* 和《中华核医学与分子影像杂志》等影像医学专业顶级期刊上发表了近 30 篇研究成果,为专家共识的形成奠定了坚实的基础。随着国内 TB PET/CT 用户的不断增加,临床应用的不断深入,如何将复旦大学附属中山医院核医学科的临床科研和探索性临床应用的经验和成果分享给全行业,推动 TB PET/CT 的规范化临床应用,让广大患者从中受益,已经成为业界的迫切需求。2021 年 1 月,由复旦大学附属中山医院核医学科石洪成教授提议,国内多家 TB PET/CT 应用机构的核医学专家积极响应,开始组织人员着手起草该专家共识。

    由复旦大学附属中山医院核医学科牵头,联合中山大学肿瘤防治中心、河南省人民医院、华中科技大学同济医学院附属同济医院、山西医科大学附属第一医院、上海交通大学医学院附属仁济医院、上海交通大学医学院附属瑞金医院、南方医科大学附属南方医院、山东第一医科大学第一附属医院、广东省人民医院和中国人民解放军总医院等国内 11 家知名大型医院的核医学专家共同撰写,并于 2022 年在影像医学领域国际权威期刊 *European Radiology* 上共同发表了《¹⁸F‑FDG 全身 PET/CT 肿瘤显像专家共识》[Expert consensus on oncological ¹⁸F‑FDG total-body PET/CT imaging(Version 1)]。

    该专家共识作为国际上首部 TB PET/CT 临床应用领域的系统指南,其发表具有里程碑意义,填补了全球范围内该领域的空白,为推动 TB PET/CT 肿瘤显像从科研探索向规范化肿瘤显像的临床应用赋能。该专家共识的框架分为常规静态扫描和动态扫描两大部分,从流程管理、患者管理、图像质量、辐射安全和患者体验等多个角度出发,内容涵盖了 TB

PET/CT 的协议流程、注射剂量、扫描时长、图像重建和动态扫描等多个方面。

一 相关定义

(一) TB PET/CT 成像的范围

以单床位的方式覆盖患者的整个身体,即一次扫描完成从颅顶到足尖的全身图像。有别于常规 PET/CT 通过多个床位的扫描后,"拼接"而成的自颅顶到大腿中部的"全身图像"。

(二) 注射剂量分层

全剂量注射设定为 3.7 MBq/kg,低剂量或者半剂量注射设定为 1.85 MBq/kg,超低剂量注射设定为 0.37 MBq/kg。其他注射剂量类型的可行性将随着临床研究的不断深入,在今后的工作中再行探讨。

(三) 静态 PET 扫描

采集时间窗参照传统标准轴向视野的 PET/CT(standard axial field of view,SAFOV)肿瘤显像相应的指南和规范,即在注射显像剂后 55~75 min 的时间范围内采集,并重建为一帧。半定量指标如标准化摄取值(standard uptake value,SUV)是根据数据计算得出的。TB PET/CT 静态成像的快速扫描目的在于生成与常规 PET/CT 扫描仪质量相当的图像,并且采集时间更短。

(四) 动态 PET 扫描

在注射后即刻开始采集,并持续约 60 min 或者根据实际需求设定采集时长,数据被重建为具有不同持续时间的多帧图像。

(五) CT 扫描

有三种类型的 CT 扫描可以满足不同的检查要求:①定位像是超低剂量平面 X 射线成像,以确保患者的整个身体在扫描视野内;②衰减校正 CT(attenuation-correction CT,ACCT)是非增强的低剂量 CT 扫描,以校正光子对的衰减;③诊断级 CT 是满足诊断需求的全剂量 CT 扫描。可以根据身体的不同部位选择不同的管电流。建议头部和躯干部位 CT 扫描使用相应的参数分开进行,可根据临床需求进行增强 CT 扫描。

二 TB PET/CT 静态扫描

^{18}F - FDG TB PET/CT 静态扫描的常规方案与常规 PET/CT 相似。根据我们的经验,常规 PET/CT 和 TB PET/CT 之间的差异包括幽闭恐惧症患者的管理、给药的剂量、采集时长以及 PET 和 CT 的扫描先后顺序。

(一) 扫描协议的个性化

按照常规,PET/CT 扫描的顺序依次为:CT 定位片、ACCT、PET 和诊断级 CT。诊断CT 覆盖的范围是根据 CT 定位片、ACCT 和 PET 图像所提供的信息决定。扫描顺序和注射剂量也可以根据实际情况进行个性化的设置。对于不能长时间静卧的肿瘤患者,建议使用全剂量快速扫描,也可以根据 CT 定位片以及既往的影像资料,确定扫描范围后优先完成诊断 CT 扫描。

可选择口服对比剂,或者增强 CT 扫描。但需根据相关指南进行操作。适应证、禁忌证以及可能与对比剂相互作用的药物必须由医生仔细评估。

TB PET/CT(uEXPLORER)的轴向视野长达 194 cm,这可能会导致幽闭恐惧症患者出现不适。经验告诉我们,TB PET/CT 并不一定会因为轴向扫描孔更长较常规 PET/CT 导致更多的患者发生幽闭恐惧症。偶遇幽闭恐惧症患者时,需要相应的解决方案,必要时可以考虑给患者使用镇静剂。

低剂量或超低剂量方案对儿科具有重要的临床意义。使用 TB PET/CT 扫描仪,可以执行低剂量或超低剂量注射方案,以减少辐射暴露,同时获得最佳图像质量。

(二) 质量控制

与常规 PET/CT 设备一样,TB PET/CT 扫描仪在使用前,要对 CT 部分和 PET 部分进行相应的质量控制(简称质控)。日质控包括 CT 球管预热、PET 无源校正,其中 PET 无源校正指的是利用探测器中的 ^{176}Lu 作为日常质控的辐射源。周质控包括 CT 空气校正、PET 有源校正。

TB PET/CT 成像系统具有超高灵敏度,PET 图像的原始数据量很大,要占用重建计算机和存储设备的空间。具体数据的大小与注射剂量和采集时长等因素有关,一个典型的全剂量静态采集得到的 PET 原始数据的大小约为 40~50 GB(以注射剂量 6.6 mCi、采集时间 5 min 测算);而对于常规 PET/CT 设备而言,常规剂量静态 PET 采集原始数据的大小约为 3~4 GB(以注射剂量 6.4 mCi、5 床位采集、每床位采集 2 min 测算);前者的原始数据大小超出后者约 10 倍。因此,在进行 PET 采集前,必须要对重建计算机磁盘空间进行检查和评估,并时刻观察系统提示,避免出现因 PET 重建计算机空间不足而导致 PET 采集终止。

(三) TB PET/CT 检查与图像采集和处理

1. 注射剂量 ^{18}F-FDG 的给药剂量可以减少到低剂量(1.85 MBq/kg)甚至超低剂量(0.37 MBq/kg),并获得与全剂量(3.7 MBq/kg)相似的图像质量。由此,可以根据患者的具体情况,提供个性化的成像方案。也可以根据患者的 BMI,在保证图像质量不变的前提下,选择个性化的注射剂量和采集时长。需要特别关注的是,与常规 PET/CT 相比,TB PET/CT 的采集效率大大提高,因此全剂量注射可将 PET 采集时长缩短至最少 30~45 s。然而,这需要医技护各环节保持良好的配合和沟通,并密切关注 ^{18}F-FDG 给药与扫描之间的时间间隔,以保证图像质量和整体运行效能最优。

2. 患者体位 通常取仰卧位,手臂的摆放可以根据病变位置进行相应的调整,以避免导致伪影。手臂可以上举抬高,以减轻腹部和骨盆中的伪影;对于计划进行脑部 CT 成像的患者,建议将手臂放置在身体两侧,当手臂位于身体侧面时,可能会导致 CT 硬射束伪影及截断伪影,但可通过采集系统中预设的自适应滤波函数并将重建视野扩展到 700 mm 来改善。

3. 扫描流程 标准的检查方案如下:CT 定位片、低剂量 ACCT、PET、非增强的体部诊断 CT、非增强的头部诊断 CT 或增强 CT。增强 CT 的扫描参数和覆盖范围应根据临床需要而定。常规 PET/CT 的成像顺序都是固定的,而 TB PET/CT 成像顺序可以调整,以确保诊断效能最大化。如果患者处于难以坚持的疼痛状态,可选择诊断 CT 扫描在前,PET 成像在后的模式。对于检查过程中发生位移的患者,可以重建获取前 30~45 s 的 PET 图像,或者切割为若干短时间段采集的图像,从中选择满足诊断需求的图像。如有必要行增强 CT 扫描,建议在 PET 扫描后进行。诊断 CT 扫描的范围可根据临床需要进行调整,特殊情况下可采用 ACCT 替代诊断 CT。

4. 采集参数

(1) CT 采集参数:CT 采集参数与放射性显像剂的注射剂量无关。定位像参数推荐为成年人 80~120 kV,20~40 mAs,儿童 70~80 kV,20 mAs;衰减校正 CT 参数推荐为 120 kV,5~20 mAs,准直宽度 40 mm,螺距 0.98~1.3,旋转时间 0.5~0.8 s;体部诊断 CT 参数推荐为 120 kV,管电流使用调制技术,准直宽度 40 mm,螺距 0.962 5,旋转时间 0.5 s;头部诊断 CT 参数推荐为 120 kV,280 mAs,准直宽度 20 mm,螺距 0.675 0,旋转时间 0.8 s。

(2) 全剂量 PET 采集时长:常规扫描推荐 0.5~2 min,快速扫描推荐 0.5~1 min,适当延长扫描时间(如 5 min)可以获得更佳的图像质量。

(3) 低剂量 PET 采集时长:常规扫描推荐 3~5 min,快速扫描推荐 2~4 min。

(4) 超低剂量 PET 采集时长:常规扫描推荐 7~15 min,快速扫描推荐 6~8 min。

5. PET 重建 PET 数据的重建参数应该因临床需求不同而异,但应符合相应的标准或者指南。例如欧洲核医学协会研究有限公司(European Association of Nuclear Medicine Research Ltd.,EARL)批准的定量评估标准,点扩散函数(point spread function,PSF)用于视觉评估的标准等。可以从制造商提供的选项中选择不同的重建设置。体部重建参数:矩阵 192×192,选择 OSEM(3 次迭代、20 个子集),衰减、散射、随机和归一化校正,TOF 选项应用于所有重建;头部重建参数:矩阵 192×192,选择 OSEM(3 次迭代、20 个子集),衰减、散射、随机和归一化校正。矩阵大小可根据重建时间和空间分辨率之间的权衡来选择,并可根据临床要求进行调整。

6. 诊断 CT 重建 推荐体部 CT 的重建参数:层厚为 1 mm,层间距为 1 mm,矩阵为 512×512 和 FOV 为 500 mm。头部重建参数:层厚为 2 mm,层间距为 2 mm,矩阵为 512×512 和 FOV 为 300 mm;需要特别关注脑部者,重建层厚可以减少到 2 mm 以下。

三 TB PET/CT 动态扫描

^{18}F-FDG TB PET/CT 动态扫描在肿瘤诊断、预后和生存预测方面具有重要价值,同时通过药物动力学分析可以获得更多有价值的诊断信息。与常规 PET 不同,TB PET 具有超高灵敏度,可获得更高时间分辨率的、信噪比更高的血液输入函数,从而实现更准确地示踪动力学。

(一) 质量控制

同 TB PET/CT 静态扫描所需的日质控和周质控。需要特别关注超长时间(≥60 min)的动态采集过程中,因长时间不用 CT,球管的热容量下降较多,需要在扫描开始前将球管的热容量预热到 15% 以上,否则可能导致无法使用较高参数进行诊断 CT 扫描。

在 TB PET 动态扫描开始前应确认重建计算机剩余的存储空间满足动态采集的需求,避免因存储空间不足而终止动态采集。动态采集 PET 的原始数据占用的存储空间非常大,约为 800 GB(以注射剂量 7 mCi、采集时间 60 min 来测算),这对数据存储和管理提出了更高的要求。

（二）扫描期间的注意事项

1. 患者体位　建议患者采用仰卧位足先进，头托更换为延长板，以方便护士进行足部静脉注射。患者将手臂自然摆放在身体两侧，不要过分强调手臂伸直，减少患者在检查过程中因肢体麻木或者不适而发生移动的概率。具有强迫体位的患者，可以相应地调整位置，并询问其舒适度，以便患者在扫描过程中处于最舒适的体位。

2. 注射部位　为了方便起见，首选在足部静脉进行注射（图 9 - 1）。对于手臂上举的患者，肘静脉注射可作为一种替代的选择。当足背静脉注射困难时，可考虑选择肘静脉注射，但需使用约 1 m 长的延长管来辅助注射。然而，延长管的使用虽然为注射操作提供了便利，但可能会影响动态 PET 成像的计数率和图像质量。值得特别关注的是，为了防止患者足部血管收缩影响静脉注射，可在患者上机前，做好足部的保暖，为静脉注射创造有利条件。

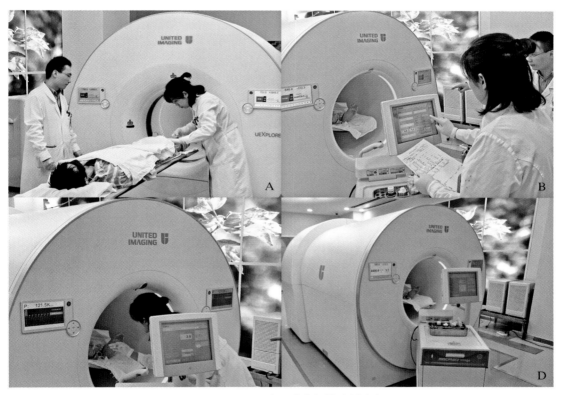

图 9 - 1　TB PET/CT 动态扫描注射流程

A. 建立静脉通道；B. 确定注射剂量；C. 测试注射通道通畅度；D. 注射显像剂。

3. 注射流程　建议在足背建立静脉通道，通过该通道注射少量生理盐水以确认成功建立静脉通道。在图像采集开始后立即推注显像剂，再使用生理盐水冲洗。技术人员与护士的配合在动态扫描过程中非常重要，配合不好会影响动态数据的质量。例如，PET 开始采集的时间晚于药物的注射时间，容易造成动态信息的丢失。推荐使用自动注射车进行动态采集的注射，其优势在于不仅精度高、误差小，更为重要的是可以实现"弹丸"注射，提升动态扫描的数据质量。

（三）PET/CT 图像采集和处理

1. 扫描流程　动态扫描常规的检查方案依次为 CT 定位片、ACCT、PET 和体部诊断 CT 及头部诊断 CT。采集序列可以根据患者的病史和检查目的进行调整，为各种临床应用场景提供可能。例如，在对肿瘤患者评估治疗反应时，以及儿童患者，只进行低剂量 ACCT 扫描基本满足临床需求。

2. 参数设置　CT 定位片、低剂量 ACCT 和诊断 CT 的参数同 TB PET/CT 静态扫描。显像剂注射剂量可选择全剂量、低剂量或超低剂量等方案。动态 PET 成像的推荐采集时长为 60 min，但可根据研究的目的不同而异。

3. PET 重建　可选择不同的图像分帧模式，设置不同的帧持续时间，最短可以 100 ms/帧。这些设置主要根据检查目的而定。建议将帧数和每帧持续时间设置为 36 帧× 5 s/帧和 19 帧×180 s/帧，也可以采用以下的分帧方案：60 min 的动态 PET 数据，可以设置为 30 帧×2 s/帧、12 帧×5 s/帧、6 帧×10 s/帧、4 帧×30 s/帧、25 帧×60 s/帧和 15 帧× 120 s/帧。较短的帧持续时间可能会在定量准确性中引入更多偏差，所以其他具有较长帧持续时间的重建方案也是可以选择的。矩阵的大小、层厚、迭代次数、子集数目和 FOV 可以根据具体情况进行调整。校正包括衰减、散射、随机和归一化。上述重建设置可以根据注射剂量的不同再进一步优化。

4. 面临的挑战　在动态成像方面的经验还在积累中，大多数重建参数都基于设备制造商的建议。随着动态扫描数量的增加和研究的深入，将会取得更具实用性的重建参数。患者的配合非常必要，否则可能会导致运动伪影，甚至于导致动态采集提前终止。因此，采集前的评估、争取患者的配合至关重要。为避免患者的自主运动，体位固定和扫描前宣教尤其重要，建议使用负压真空袋和毯子，以确保患者的舒适度。与静态 PET 扫描相比，动态 PET 成像需要占用设备的时间要长得多，为了减少患者的等待时间，整体的运营管理需要持续优化和动态调整，还要精确控制注射和扫描之间的时间间隔，减少动态采集患者对进行静态采集患者流程的影响。最新的一些研究也在尝试缩短全身参数成像的 PET 扫描时长，使用最先进的 TB PET/CT 扫描仪的临床工作流程需要在实践中不断探索和完善。

（余浩军　张一秋　石洪成）

主要参考文献

［1］Yu H，Gu Y，Fan W，et al. Expert consensus on oncological ［18F］FDG total-body PET/CT imaging (version 1)［J］. Eur Radiol，2023,33(1):615－626.

［2］Delbeke D，Coleman RE，Guiberteau MJ，et al. Procedure guideline for tumor imaging with 18F－FDG PET/CT 1.0［J］. J Nucl Med，2006,47(5):885－895.

［3］Quantitative FDG－PET Technical Committee. UPICT oncology FDG－PET CT protocol ［S］. ［https://qibawiki.rsna.org/index.php/FDG－PET_Biomarker_Ctte］.

［4］Xiao J，Yu H，Sui X et al. Can the BMI-based dose regimen be used to reduce injection activity and to obtain a constant image quality in oncological patients by 18F－FDG total-body PET/CT imaging?［J］. Eur J Nucl Med Mol Imaging，2021,49(1):269－278.

［ 5 ］ Zhang YQ，Hu PC，Wu R，et al. The image quality，lesion detectability，and acquisition time of ^{18}F – FDG total-body PET/CT in oncological patients ［J］. Eur J Nucl Med Mol Imaging，2020，47（11）：2507 – 2515.

［ 6 ］ Hu P，Zhang Y，Yu H，et al. Total-body ^{18}F – FDG PET/CT scan in oncology patients：how fast could it be? ［J］. Eur J Nucl Med Mol Imaging，2021，48（8）：2384 – 2394.

［ 7 ］ Hu Y，Liu G，Yu H，et al. Diagnostic performance of total-body ^{18}F – FDG PET/CT with fast 2-min acquisition for liver tumours：comparison with conventional PET/CT ［J］. Eur J Nucl Med Mol Imaging，2022，49（10）：3538 – 3546.

［ 8 ］ Tan H，Sui X，Yin H，et al. Total-body PET/CT using half-dose FDG and compared with conventional PET/CT using full-dose FDG in lung cancer ［J］. Eur J Nucl Med Mol Imaging，2021，48（6）：1966 – 1975.

［ 9 ］ He Y，Gu Y，Yu H，et al. Optimizing acquisition times for total-body positron emission tomography/computed tomography with half-dose ^{18}F-fluorodeoxyglucose in oncology patients ［J］. EJNMMI Phys，2022，9（1）：45.

［10］ Tan H，Cai D，Sui X，et al. Investigating ultra-low-dose total-body ^{18}F – FDG PET/CT in colorectal cancer：initial experience ［J］. Eur J Nucl Med Mol Imaging，2021，49（3）：1002 – 1011.

［11］ Hu Y，Liu G，Yu H，et al. Feasibility of acquisitions using total-body PET/CT with an ultra-low ^{18}F – FDG activity ［J］. J Nucl Med，2022，63（6）：959 – 965.

［12］ Liu G，Yu H，Shi D，et al. Short-time total-body dynamic PET imaging performance in quantifying the kinetic metrics of ^{18}F – FDG in healthy volunteers ［J］. Eur J Nucl Med Mol Imaging，2022，49（8）：2493 – 2503.

［13］ Wu Y，Feng T，Zhao Y，et al. Whole-body parametric imaging of ^{18}F – FDG PET using uEXPLORER with reduced scanning time ［J］. J Nucl Med，2022，63（4）：622 – 628.

［14］ Feng T，Zhao Y，Shi H，et al. Total-body quantitative parametric imaging of early kinetics of ^{18}F – FDG ［J］. J Nucl Med，2021，62（5）：738 – 744.

第十章 全身 PET/CT(uEXPLORER) 工作流程的构建

TB PET/CT 较常规短轴 PET/CT 具有更强大的功能,有多种可选择方式完成 PET/CT 影像检查,如半剂量或十分之一剂量扫描、快速扫描和超长时间延迟扫描的静态成像以及全身实时动态扫描等。如何充分发挥设备性能的优势,使得临床应用效能最大化,不仅能够更好地满足临床工作需求,而且还可以兼顾临床科研等多方面的需求,工作流程安排的科学性和合理性,就显得尤为重要。如果患者检查实时现场安排,在预先对患者充分评估的前提下,有针对性的整体部署,则工作流程的合理性更易实现;如果是在当日到检的患者中实时地遴选部分患者进行 TB PET/CT 检查,则对于工作流程的最优化具有挑战性!但是,无论是预约制还是临时安排,保证检查全流程的通畅,每个环节都能够高质量完成工作,各个环节间都能够密切合作,对于促进全流程的高效运转具有积极的意义。

第一节 TB PET/CT 高效运营体系的构建

TB PET/CT 检查流程在具有更多可选项中变得复杂(图 10-1),如果是与多台 PET/

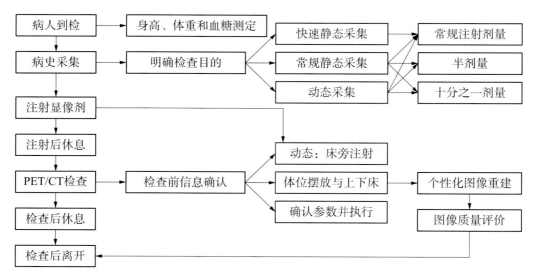

图 10-1 TB PET/CT 检查流程示意图

CT 同时运营则流程更加复杂(图 10 - 2)。复旦大学附属中山医院核医学科有 4 台 PET/CT 同时运转,日检查患者 100 人次左右,多为当日申请并到检的非预约者。通过病史采集遴选出具有更多获益的患者进行 TB PET/CT 检查。选择 TB PET/CT 检查者,根据患者的状况选择动态采集或者静态采集,同时选择适宜的注射剂量和与之对应的采集时间。流程中各个环节在彼此呼应的同时,实时与负责总协调的"智慧中心"信息互通,实现全系统的统筹协调、高效运转。

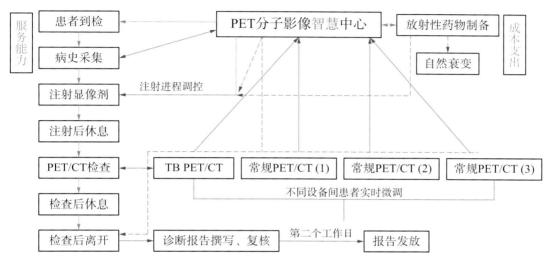

图 10 - 2 复旦大学附属中山医院核医学科 4 台 PET/CT 同时运营工作流程示意图

"智慧中心"负责按照标准化流程安排患者进行检查,通过实时与流程中各个环节的信息互通,在保证质量的前提下,适时地对流程做出调整和优化,实现整体效能最优化。

(刘国兵 张一秋 石洪成)

第二节 TB PET/CT 高效运转案例分享

TB PET/CT 具有多种可选择的成像方式,以满足个性化需求。在临床实践中,尤其是在具有高负荷患者检查量时,往往是同时具有多种个性化的检查需求并存,而且是常规临床工作需求与临床科研需求同在。在质量优先的前提下,一方面具有提升服务质量的需求,要尽快完成众多患者的检查,另一方面是运营成本的需求,使用有限的显像剂,按照标准化的检查流程完成检查。所以,基于实际情况,对具有不同需求患者的检查顺序进行有机组合,实现整体运营效能的最优化。

在复旦大学附属中山医院核医学科 PET/CT 分子影像中心,每天检查的 100 余人次的受检者多为当日申请当日完成检查的非预约患者。以肿瘤患者为主,其中还包括儿童患者;同时也穿插有非肿瘤患者的检查,以及多种显像剂联合显像、动态显像者等。面对实时的多种不确定性需求,难以提前规划按照最优化的工作流程执行。基于实际情况,以解决关键问题为主线,进行适当的优化组合排序检查,交叉安排动态扫描、快速扫描、低剂量或超低剂量扫描、多种显像剂的组合扫描等,有助于实现设备运行效能最优化。临床应用过程中,TB PET/CT 检查过程中面对的主要矛盾可以大致分为以下几种情形。

一 待检患者数量多

在显像剂供给充裕的前提下,以注射全剂量显像剂、快速扫描的方式来缓解众多的待检患者所带来的压力。待检患者有个性化需要时,如半剂量或者十分之一剂量者,尽可能排序在后面,因为注射剂量越低,采集时间越长,若排序在前,则不利于尽快缓解待检患者数量积压的局面。

二 有限的显像剂剂量

在显像剂剂量固定的情况下,要尽可能满足更多患者的检查需求,建议早期在显像剂剂量相对充裕的前提下,注射全剂量或者是指南推荐注射剂量上限的显像剂,应用快速扫描完成一定数量患者的检查,同时最大程度地减少放射性核素衰变导致的损失;到后期药物剂量不充裕时,建议依次选择注射半剂量、十分之一剂量的显像剂,通过增加采集时间满足更多数量患者检查的需求。

例如,2022 年 6 月某日,复旦大学附属中山医院核医学科 PET/CT 分子影像中心仅有 ^{18}F - FDG 21978 MBq(594 mCi),拟完成更多的患者检查(表 10 - 1)。TB PET/CT 在 9 h 内完成 29 例患者检查,采用超长时间的动态扫描、全剂量快速扫描及半剂量或十分之一剂量扫描组合的模式。首例患者采用床旁注射药物后进行动态采集 60 min 满足临床科研需求。在完成动态床旁注射后,按照注射后等待 65±10 min 的时间窗进行 PET/CT 图像采集的原则,结合患者自上检查床到完成不同剂量显像剂 TB PET/CT 采集后离开机器累计占机时间,依次完成患者注射。总的原则是按照时间顺序,从高剂量到低剂量过渡。注射全剂量者,PET 采集 5 min,包括上下机时间,每例患者占用设备时间 10～12 min。第 8 例为随访病例,沿用上一次检查的半剂量注射方案,PET 采集 10 min,占机时间为 15～18 min 计算;6 例患者为临床科研注射方案,按照 5.55 MBq/kg 标准注射,PET 采集时长 10 min。第 19 例患者采用 1/10 剂量动态显像,60 min 完成采集。后期,随着药物剂量的减少,第 22～28 例患者采用半剂量注射,PET 采集 10 min。至计划第 29 例患者的注射方案时,剩余的药物剂量只有 1 mCi 左右,按推荐剂量的十分之一注射,PET 采集时长 15 min 完成检查。所有患者的图像均满足临床诊断需求。由于是实时动态地、非计划性地安排患者,需要不断地调整顺序,以达到短时间窗内的最优排序。

表 10 - 1 有限的显像剂剂量完成最大数量患者的检查

患者序号	性别	年龄(岁)	显像类型	剂量标准(MBq/kg)	体重(kg)	BMI(kg/m²)	注射剂量(MBq)	注射时间	上机时间▲	PET采集时长(min)
1	女	59	动态	0.37	53.8	19.1	21.8	8:59	8:52	60
2	女	65	静态	3.70	62.1	25.2	213.5	9:09	10:04	5

（续表）

患者序号	性别	年龄（岁）	显像类型	剂量标准（MBq/kg）	体重（kg）	BMI（kg/m²）	注射剂量（MBq）	注射时间	上机时间	PET 采集时长（min）
3	女	53	静态	5.55	56.0	22.4	284.9	9:12	10:26	10
4	女	42	静态	5.55	49.6	19.6	262.0	9:37	10:40	10
5	女	66	静态	3.70	53.5	20.1	186.9	9:54	10:57	5
6	男	60	静态	5.55	78.9	29.0	412.6	10:02	11:14	10
7	女	46	静态	3.70	70.0	26.7	254.9	10:15	11:30	5
8	男	39	静态	1.85	71.9	24.6	133.2	10:34	11:41	10
9	男	67	静态	3.70	78.0	25.8	314.5	10:42	12:02	5
10	男	65	静态	3.70	76.0	26.0	259.7	9:56	12:13	5
11	女	34	静态	3.70	64.0	24.4	242.4	10:55	12:28	5
12	男	68	静态	3.70	77.6	25.3	268.3	11:07	12:43	5
13	女	60	静态	3.70	52.5	20.5	195.7	11:35	12:54	5
14	女	71	静态	3.70	37.3	13.7	138.8	12:09	13:04	5
15	女	65	静态	5.55	58.3	23.7	324.5	12:23	13:14	10
16	女	57	静态	3.70	49.0	20.9	186.1	12:57	13:52	5
17	男	56	静态	5.55	66.9	22.9	372.2	12:29	14:02	10
18	男	76	静态	5.55	56.5	22.7	315.2	13:13	14:16	10
19	男	69	动态	0.37	80.0	27.7	29.2	14:38	14:39	60
20	男	62	静态	3.70	63.7	23.2	226.8	14:41	15:46	5
21	男	73	静态	3.70	64.0	23.3	241.2	14:55	15:56	5
22	男	69	静态	1.85	79.4	26.8	145.8	15:05	16:05	10
23	男	67	静态	1.85	61.0	22.4	109.2	15:13	16:19	10
24	男	66	静态	1.85	72.7	24.9	134.7	15:28	16:32	10
25	男	60	静态	1.85	62.3	22.1	109.2	16:00	16:50	10
26	男	54	静态	1.85	87.5	27.6	146.9	16:10	17:05	10
27	男	66	静态	1.85	65.3	21.1	124.7	16:21	17:18	10
28	女	65	静态	1.85	50.6	21.1	85.8	16:29	17:34	10
29	女	43	静态	0.37	78.0	27.6	36.7	16:43	17:48	15

▲：患者开始占用设备的初始时间

三 多样化需求的检查

所谓的多样化需求,就是对动态、静态和显像剂不同的剂量、不同显像剂种类的不确定性需求。动态采集首选排位在第一或者最后,数量再多时,就根据显像剂供给的状况、待检患者的数量等因素选择适宜的时间安排动态采集。临床常规与科研并存时,优先临床科研项目有助于满足科研项目对质量的更高要求。

例如,2022 年 1 月某日,显像剂供给充足,待检患者的个性化检查方案复杂。TB PET/CT 在 13 h 左右共完成 17 例患者检查,其中 7 例动态采集(3 例全剂量 60 min、1 例半剂量 75 min、2 例 1.11 MBq/kg 剂量 60 min、1 例十分之一剂量 75 min);2 例全剂量及 8 例半剂量 TB PET/CT 静态采集(表 10-2)。

表 10-2 以动态采集为主的日检查患者量统计

患者序号	性别	年龄(岁)	显像类型	剂量标准(MBq/kg)	体重(kg)	BMI(kg/m^2)	注射剂量(MBq)	注射时间	上机时间▲	PET 采集时长(min)
1	男	62	动态	1.11	77.7	25.1	99.2	6:58	6:50	60
2	男	50	静态	1.85	70.0	23.7	140.6	7:08	8:07	10
3	女	69	静态	3.70	40.0	15.6	162.8	7:38	8:36	5
4	女	33	静态	1.85	62.5	24.4	127.7	8:10	8:58	10
5	男	9	静态	1.85	24.5	12.7	51.8	7:12	9:18	10
6	男	37	静态	1.85	85.0	28.4	173.9	8:43	9:46	10
7	男	59	静态	1.85	71.4	27.2	144.3	9:01	10:10	10
8	男	47	动态	1.85	74.0	24.4	129.5	10:40	10:35	75
9	男	79	静态	3.70	50.0	20.3	185.4	11:30	12:33	5
10	男	65	动态	3.70	77.5	23.4	284.9	13:05	12:45	60
11	女	58	静态	1.85	55.0	22.6	111.0	13:18	14:12	10
12	男	70	静态	1.85	58.0	21.3	109.9	13:34	14:32	10
13	男	64	动态	1.11	80.0	26.7	101.8	14:55	14:49	60
14	女	73	静态	1.85	44.0	18.8	86.2	15:16	16:15	10
15	男	54	动态	0.37	71.5	25.9	27.8	16:44	16:31	75
16	男	78	动态	3.70	58.0	20.5	214.2	18:14	18:05	60
17	男	57	动态	3.70	68.5	24.0	269.7	19:27	19:14	60

▲:患者开始占用设备的初始时间

再如,2022 年 7 月某日本中心完成 2 例双显像剂(动态)显像(表 10-3)。当日生产^{18}F-FDG 33 522 MBq(906 mCi),因 Ge-Ga 发生器产能下降,只能上午、下午各生产一批^{68}Ga-FAPI。TB PET/CT 在约 10 h 内完成 27 例患者的检查,其中包括 3 例次动态(1 例半剂量[18]F‐FDG 60 min，2 例在十分之一剂量[18]F‐FDG 静态采集 15 min 后的即刻注射 1.11 MBq/kg [68]Ga‐FAPI 60 min）；2 例患者按照 5.55 MBq/kg 标准注射[18]F‐FDG，PET 采集 10 min；13 例患者采用全剂量，PET 采集 5 min；5 例患者采用半剂量，PET 采集 10 min；2 例患者按照 0.74 MBq/kg 标准注射[68]Ga‐FAPI，PET 采集 20 min；当日最后 2 例患者，按十分之一剂量注射[18]F‐FDG，PET 采集 15 min。

表 10‐3 伴有多显像剂和动态采集的日检查患者量统计

患者序号	性别	年龄（岁）	显像类型	剂量标准（MBq/kg）	体重（kg）	BMI（kg/m²）	注射剂量（MBq）	注射时间	上机时间▲	PET 采集时长（min）
1	男	67	动态	1.85	82.0	28.0	166.5	7:17	7:08	60
2	男	27	静态	3.70	70.0	23.9	260.9	7:26	8:21	5
3	男	70	静态	1.85	64.9	24.1	126.5	7:42	8:33	10
4	女	70	静态	3.70	33.0	15.7	133.2	7:57	8:51	5
5	女	32	静态* 动态**	0.37 1.11	53.0 53.0	19.7 19.7	22.1 49.2	7:30 9:46	9:14 9:46	15 60
6	女	64	静态	5.55	75.2	30.1	431.8	9:55	10:48	10
7	男	81	静态	3.70	68.5	25.8	281.2	10:08	11:05	5
8	男	57	静态	3.70	63.1	20.6	255.3	10:15	11:16	5
9	男	66	静态	3.70	72.6	26.7	277.9	10:06	11:30	5
10	男	73	静态	3.70	75.0	28.9	277.5	10:55	11:41	5
11	男	84	静态△	0.74	68.5	27.4	54.7	9:38	11:53	20
12	女	69	静态	3.70	44.8	18.6	165.0	11:08	12:23	5
13	男	67	静态	1.85	61.3	20.0	119.5	10:21	12:36	10
14	男	59	静态	3.70	60.2	20.3	219.8	11:36	12:57	5
15	女	55	静态	3.70	54.0	23.1	197.2	11:59	13:08	5
16	女	65	静态	3.70	56.6	22.1	208.3	12:11	13:19	5
17	女	66	静态	3.70	41.7	18.5	155.4	12:28	13:30	5
18	男	59	静态	3.70	67.5	22.8	249.0	12:48	13:43	5
19	男	41	静态	5.55	80.0	25.8	447.7	13:06	13:56	10
20	男	59	静态	1.85	83.0	28.1	162.8	13:38	14:39	10
21	男	78	静态	3.70	64.5	23.7	245.7	14:56		5
22	女	51	静态* 动态**	0.37 1.11	55.0 55.0	21.0 21.0	21.0 51.7	13:30 15:41	15:13 15:41	15 60
23	女	51	静态	1.85	45.0	17.1	88.8	15:58	16:46	10
24	男	61	静态	1.85	59.1	21.7	114.3	16:09	17:02	10

（续表）

患者序号	性别	年龄（岁）	显像类型	剂量标准（MBq/kg）	体重（kg）	BMI（kg/m²）	注射剂量（MBq）	注射时间	上机时间	PET采集时长（min）
25	男	44	静态△	0.74	61.0	21.4	49.5	15:29	17:19	20
26	男	66	静态	0.37	68.0	22.0	27.4	16:20	17:44	15
27	男	57	静态	0.37	91.5	28.6	34.3	17:00	18:08	15

＊：剂量标准为十分之一剂量（0.37 MBq/kg）的 ^{18}F－FDG 静态显像

＊＊：剂量标准为 1.11 MBq/kg 的 ^{68}Ga－FAPI 动态显像

△：^{68}Ga－FAPI 静态显像

▲：患者开始占用设备的初始时间

在临床实践过程中，尤其是在具有临床探索性研究的前提下，需求往往是多样的、复杂的，而且是充满不确定性的。面对现实需求，尤其是即时性的场景，借助 TB PET 的整体优势，实现效能的最优化，没有固化的工作流程，能够最大程度满足需求就是努力的目标。本中心在非预约情况下高负荷工作量的即时工作流优化的原则和初步探索，对于在不同情况下整体流程的优化提供了重要参考。

（顾宇参　余浩军　石洪成）

后 记

在"中山-联影"的战略合作框架下,本人荣幸地带领团队参与了全球首台全身 PET/CT 的临床前、临床验证以及临床应用探索工作。在此过程中,我实实在在地体验到,挑战与机遇并存,辛苦与快乐同在! 在临床探索应用的近 4 年时间里,取得这样阶段性的成果,得益于医院的平台,得益于大家的指导和帮助! 在此,有诸多的感言。

感谢中国科学院院士樊嘉院长高瞻远瞩的战略决策,复旦大学附属中山医院率先与成长中的上海联影医疗科技股份有限公司建立了战略合作关系,使核医学科有机会成为上海联影医疗科技股份有限公司生产的诸多分子影像设备临床验证与临床应用的"尝鲜"者,在挑战中得到历练和成长。

感谢总务处张群仁处长及其带领的团队,克服重重困难,仅用了大约 3 周时间就完成了重达 12 吨、长达 10 m 的全身 PET/CT 机房的承重加固、扩建等场地改造工作;也感谢"联影"团队迅速响应。在双方的共同努力下,仅用 1 个月的时间就实现了从机房改造、设备安装与调试,到交付使用的全部工作。

感谢我们核医学科团队,在完成繁忙的临床医疗工作的同时,"医、技、护、药、工(勤)"联动、互动,为全身 PET/CT 的临床应用探索创造条件,也正是科室全体同仁的支持,才使得探索性的工作得以顺利开展。感谢刘国兵、谭辉、张一秋、胡鹏程、呼岩和肖杰等医师夜以继日地忘我工作,感谢我的博士研究生隋秀莉、漆赤、蔡丹杰、硕士研究生曹炎焱、陈雪琪、何依波、迪丽比热·阿迪力、杨润君等通过全身 PET/CT 的临床应用探索,完成他们的学业。我尤其记忆深刻的是在 2022 年春节期间,因为疫情大家都就地过年,我们团队曾经讨论课题至深夜。感谢余浩军主管技师在数据管理、图像处理等方面的辛勤付出,为临床应用探索保驾护航。感谢陈曙光副主任技师高质量地完成设备日常维护。感谢"联影"团队所给予的技术支持。正是凝心聚力、持之以恒、孜孜不倦的追求和探索,使得大家在历练中得到成长并收获了成果。全身 PET/CT 内涵丰富,探索之路依然很长,相信我们的团队依然能够有持续的产出。

感谢我的家人对我工作的支持! 是她们的宽容与支持,鼓励我全身心地投入临床和科研工作,并不断地取得点滴成绩。

感谢国内外的专家和同仁所给予的指导、帮助和支持!

石洪成

2023 年 3 月 27 日